認知症ケアの新しい風

支え合う温もりの絆を創る

長谷川和夫 著

ぱーそん書房

はじめに

　顧みると 2001 年、21 世紀初頭においてエーザイ株式会社は、認知症ケアなどに関わる多岐にわたる専門職を対象に、小冊子「痴呆ケアサポート」（現、「Dementia Support」）を刊行しました。その最初のページに筆者が「認知症ケアへの新しい風」を執筆しました。これを 33 編まで連載したものをテーマごとに 5 つの章にまとめ、上梓したのが本書です。

　私が認知症の医療に関わるようになったのは、1966 年に故新福尚武先生が鳥取大学から私の所属していた東京慈恵会医科大学精神神経科教室へ主任教授として赴任されたときからでした。運命的な出遭いだと思っています。すでに、新福先生は日本の老年精神医学者としてご高名な方でした。たまたま 1968 年に、東京都内の老人ホームなどの利用者について精神保健調査をすることになりました。そのとき新福先生が、痴呆（当時の呼称）診断の際に起こるブレを防ぐために診断尺度をつくることを提案されました。これが「長谷川式簡易知能評価スケール」（HDS）の開発につながったのです。精神科医が痴呆の診察をするときに用いる設問から 11 項目を選んで、「老人の痴呆審査スケールの一検討」と題して 1973 年に専門誌に発表しました。同年、私は聖マリアンナ医科大学に教授として赴任し、その前年（1972 年）に有吉佐和子の有名な小説『恍惚の人』が出版されました。

　HDS は質問項目の難易度に対応して、各項目の配点に重み付け

をしたのが特長でした。本スケールの得点の標準化をギルフォード法に準じて行った結果、満点は32.5点で、10点以下を痴呆と評価しました。痴呆の診断にあたって数量化した試みは、一般臨床医にも扉を開いたことになり、広く用いられる結果になりました。

　1991年、施設利用者を対象としたHDSを一般利用者にも使用可能にするために改訂したものが、「改訂 長谷川式簡易知能評価スケール」（HDS-R）です（通称「長谷川式認知症スケール」）。遅延再生や言葉の流暢性を評価する設問を新しく加え、全設問数をHDSの11問から9問に減らしました。本スケールの信頼性と妥当性が検証され、カットオフポイントを20／21に設定した場合（HDS-R得点で20点以下を認知症、21点以上を非認知症とした場合）に弁別力が最も高く、感受性が0.90、特異性は0.82でした。総得点は30点で、20点以下が認知症の疑いと判定されます。ただし、本スケールは簡易スクリーニング検査であって、これのみによって認知症の診断を下すことはできません。

　聖マリアンナ医科大学在籍当初は、認知症はまだ未解の脳疾患でした。現在は使用されている臨床症状の進行を抑止するドネペジル（アリセプト）も医療現場にはまだなく、また介護保険制度もありませんでした。臨床医は認知症の診断はできても何の治療薬もなく、患者さんに対して申し訳ないという苦しみと無力感を体験しました。

不思議なめぐり合わせだと思いますが、私はしばしば組織の創設に立ち合うチャンスに遭遇しています。まず、1972年に東京都老人総合研究所が設置されたとき、短期間ではありましたが参事研究員、心理精神医学部長として関わり、多くの俊秀の研究者と出遭い、創業のエネルギーを吸収しました。次いで1973年4月に聖マリアンナ医科大学神経精神科講座が創設され、付属病院の診療科と研究室新設の際には設計から始めました。その後21年間にわたり教授を務め、学長、副理事長、理事長と計32年間、大学生活を送りました。

　そして2000年4月、介護保険制度施行と期を同じくして、社会福祉法人浴風会 高齢者痴呆介護研究・研修東京センター（現 認知症介護研究・研修東京センター）にセンター長として赴任しました。それからは、姉妹センターである仙台センターおよび大府センターとともに日本の認知症ケアの索引役として実地に役立つ認知症ケアの研究・研修、ならびに啓発活動に努めることになり、現在に至っています。

　ところで2013年12月11日、「G8認知症サミット」が英国のロンドンで開催され、世界の主要8ヵ国の保健施策担当者、研究者、製薬企業の代表者たちが集まりました。主催国のデーヴィット・キャメロン（David Cameron）首相は、認知症を国の重要課題として位置付け、各国に連携協力を呼び掛けました。2025年ま

でに治療法を確立することを目標にして、研究費の大幅増や研究データの共有などが承認されました。

　国際アルツハイマー協会の推計によると、2010年の時点で世界にアルツハイマー型認知症は3,560万人に達し、その医療および介護費は家族等による無償のケアを含めると約6,040億ドル（約63兆円）とされています。ことに将来、アジア地域では高齢化が急速に進み、認知症の激増が予測されます。認知症対策の先行国として、日本に対する期待は大きいのです。

　原因疾患の70％とされるアルツハイマー型認知症を例に挙げても、30年前までは未知の脳疾患であり、病態や経過などは明らかではなく、診断、治療、ケアの方法などは確立していませんでした。しかし、この30年で大きな進歩を遂げました。医療と福祉の連携、地域ケア、そして認知症になっても大丈夫な町づくりへと進んでいます。

　これからの時代、広く認知症に関わる多様な職種の方々が、認知症本人を支える技術とパーソンセンタードケアの心をもち、お互いに励まし合って活躍されることを祈ります。

　なお、本書の上梓にあたり、メディア・ケアプラスの松嶋薫氏に感謝いたします。

2014年7月　初夏の空が広がる認知症介護研究・研修東京センターにて
長谷川和夫

認知症ケアの新しい風　支え合う温もりの絆を創る

もくじ

はじめに ─── 2

第1章　ケアについての私の考え方 ─── 11

　　　1　介護のストレスを避けるには……12

　　　2　妄想への対応……15

　　　3　出遭いと感性……18

　　　4　認知症の人が求めるケア……21

　　　5　老いることの意味……24

　　　6　認知症ケアの基本にある想い……27

　　　7　"ケアする心"……30

　　　8　ある一日の出遭い……33

　　　9　認知症ケアの専門性……37

　　　10　新しい絆を創りましょう……40

　　　11　認知症ケアの作法（1）……43

　　　12　認知症ケアの作法（2）……45

第2章　私とパーソンセンタードケア ─── *49*

1. 新しい認知症ケアの流れ ─ 何が新しいのか……*50*
2. 物語を大切にしたケア……*53*
3. 帰って来てくれ、僕の心よ
　　─ 認知症の人の喪失体験を理解する……*55*
4. 認知症ケアの基本課題……*58*
5. 高齢期をかけがえのない尊い存在に……*61*
6. 認知症ケアと出遭い体験……*63*
7. 新しい絆を尊重するケアへ……*66*
8. 認知症の基本課題 ─ 今とこれから……*68*

第3章 認知症の人が医師に求めること
　── 認知症と医療 ──── *71*

1　認知症ケアのポイント······*72*

2　長谷川式スケールをめぐって······*75*

3　認知症の方との出遭いをめぐって······*78*

4　認知症をめぐる想い······*81*

5　認知症診療をめぐる想い······*84*

6　認知症治療薬の開発······*87*

第4章 認知症施策と私の考え ──── *91*

1　2005年、春　「痴呆」から「認知症」に改称
　── どこが新しいのか······*92*

2　認知症の人とともに暮らす町づくり······*100*

3　「『認知症でもだいじょうぶ』町づくりキャンペーン」の発展······*103*

4　認知症対応の地域診断とマップ作り······*106*

5　認知症ケアで大切なこと ── 今再び考えよう······*109*

6　オレンジプランが示すこれからの認知症ケア······*112*

7　認知症の地域ケア ── 今とこれから······*114*

第5章　私が認知症に出会うまで —— *117*

　1　精神科医を目指す……*118*

　2　アメリカ留学により国際性を身につける……*122*

　3　新福先生との出逢い……*125*

　4　長谷川式簡易知能検査スケールの誕生……*128*

　5　認知症ケアの拠点として
　　　認知症介護研究・研修センター創設……*137*

　6　新しい風を吹き込むために……*140*

chronicle —あとがきに代えて—— *143*

　平成21年度日本認知症ケア学会・読売認知症ケア賞
　　を受賞—— *144*

　年譜　認知症医療・ケアと私の歩み —— *146*

第1章

ケアについての
私の考え方

介護のストレスを避けるには

　ある夕食会に招かれたときに一人の老人ホームの施設長さんが、「多くの認知症高齢者の介護はとても大変な仕事で、介護職員がストレスのために燃え尽き症候群で倒れる寸前です。何か良い方法はないものでしょうか」と話されました。私は具体的なお答えができなかったのですが、ずっとそのことが心に残っていましたので、ここに記してみます。

● **認知症の介護とストレス**
　介護を受ける人と介護する人がお互いに話し合いがもてる場合には、介護によるストレスがあったとしても、ストレスを軽くしていく糸口があります。しかし、認知症の人は自分の考えを正しく伝える能力が少なくなっているために、話し合いがうまくいきません。もの忘れの著しいことも一役買って、注意されたり説明されたりしてもすぐ忘れてしまいます。
　認知症の人が期待している介護は、介護者が常に認知症の人のレベルになって逆らわないで、イライラしないように寄り添っていてほしいということです。ところが介護者にとっては、なるべく限定された時間に効率的に介護を進めたいわけですし、ことに家族介護者の場合には、目を離していられる自由な時間をもちた

いのです。何しろ家事もしなければなりませんし、子どもや友人との約束も果たしたいなど、自分自身の生活時間がほしくなるのは当然だと思います。こうした両者の相反する思いは、介護の期間が長くなるほど強いストレスになっていきます。

● **介護ストレスを乗り越えるには**
① **認知症高齢者について正しい情報をもつこと**：認知症の人をよく知ることは、個別的な介護を円滑にする第一条件ですし、ケアによるストレスを少なくすることにもつながります。生活習慣や好きな食べ物、嗜好品や人となりなどについて家族などから聴き取ること、また本人とも時間をかけて馴染みになることが大切です。さらに、原因疾患やそれに必要な治療薬についての情報を、担当医師から聴くことなども必要です。

② **適切な介護を工夫してみること**：認知症の高齢者にとって最も不得意なのは、スピードと複雑な説明です。ですから、ゆっくりと、そしてはっきりと話しましょう。穏やかな眼差しと温かい心が必要なのです。時には手を握ってあげて、「大丈夫よ」「心配ないからね」といったサインを送ること。その人に合ったケアを前向きに工夫してみる姿勢が、ケアによるストレスを少なくするでしょう。

③ **介護者自身が健康であること**：介護者が感冒などで体調を崩していたり、心理的に落ち込んでいたりする場合には、些細な日常の出来事もストレスになります。疲れをためないように睡眠と休息をとることです。また、落ち着かないときこそ、明る

い気持ちで笑いかけてみましょう。上手な介護の一つは、微笑みなのです。

④ **援助システムをもっていること**：介護について困ったときに相談できるチームがしっかり作られていて、具体的な援助を受けられれば、ストレスは緩和されます。たった一人で孤軍奮闘するのはストレス対応としては良くありません。困ったときには、お互いにほんの小さな、しかし温かい言葉掛けが大きな救いになります。

妄想への対応

　私たちが、通常の生活の中で考える内容は、多くは誰もが考えていることであり、常識といわれるものからはみ出ることはまずありません。ところが、妄想というのは現実には起こっていない、あるいは起こりそうもないことを確信していて、説明や説得をしても訂正できない誤った考えをいいます。精神が不健康状態になると妄想が起こります。例えば、青年期に発症する統合失調症（以前は精神分裂病といわれていました）では"追跡されている""殺される"（追跡妄想あるいは被害妄想）、うつ病では"自分は不治のがんにかかっている"（心気妄想）などと思い込んでいることがあります。

　高齢者の場合、妄想の対象は自分の身近にいる人、配偶者、嫁、息子あるいは同居者が多く、また妄想の内容も財産や金銭的なものが多いようです。妄想には説得による訂正が困難という特徴がありますが、高齢者の妄想にもこの特徴が保たれます。しかし、若年者の妄想に比較すると、妄想の強さ、固執性は弱く、説得に対しても強い拒否性は少ない傾向にあります。ことに認知症高齢者の場合には、その持続も数ヵ月ぐらいで一過性のことが多いといわれています。認知症の人に多く見られるものに"もの盗られ妄想"があります。

ある日のこと、ある老人ホームで80歳ぐらいの利用者Ａさんが「お金がなくなった。担当介護者のＢさんに盗られました」と訴えてきました。Ｂさんは、これを聞いて憤慨し、「10年近くもあなたのことをお世話してきたのに、そんなことを言われるなんて情けない。盗るなんて絶対していません」と泣きながら何度も説明をしました。Ａさんは、そう言われても、「Ｂさんが盗んだ。そのほかには考えられない」と納得しません。認知症になったＡさんの思い込みは、なかなか修正されません。しかし、皆で探すと、やがて財布はＡさんの引き出しの奥から出てきて、この一件は落着しました。これが"もの盗られ妄想"の典型的な例です。

　Ｂさんにとって、窃盗の疑いをかけられたのは、誠に残念というかつらい思いだったことでしょう。しかし「財布がなくなった。Ｂさんが盗った」とＡさんが思ったことは、客観的な事実はなかったものの、心に思ったこと自体は、Ａさんにとって事実でした。これを否定することは難しい。そこで直ちに「私ではない」と否定しないで、「そんなことは全く覚えがないが、とにかく大事なことですから一緒に探させてください。私のロッカーやバッグなども見てください。あなたのお机の中も一緒に探してみましょう」という対応をすることが良いと思います。まず、受け入れてよく聴くこと、そして具体的に一緒に探すという作業を提案してみてはどうでしょう。

　認知症状態ではないのに妄想が起こることもあります。幻覚（実在しないものが見えたり、聞こえたりする症状）を伴うことが多いので、幻覚・妄想症といわれます。青年期に多い統合失調症が

高齢になって発症したものと考えられています。女性に多いのが特徴です。このようなケースでは、少量の向精神薬を投与すると症状がずっと良くなることが多いのです。

　高齢期になると妄想を起こしやすい環境条件があります。ことに孤独な状態は、不安感を強めたり、不信や猜疑心を助長します。高齢者の妄想は介護者の精神不安を強めますから、早めに専門医に相談して対応を考えてみましょう。

出遭いと感性

3

　私たちは、ある体験をしてそれが転機となって癒し(いや)を体験したり勇気を与えられたりしています。これが出遭い（encounter）です。それは人との出遭いであったり、書籍や自然との出遭いであったりするでしょう。しかし、同じ体験をしても、ことさら出遭い体験と感じられない人も多いのです。したがって、当事者自身の、出遭いを受け取る準備体制というか、感性とでもいうものが大切な条件になると思います。

　折に触れて思い出す、私の出遭いを述べさせていただきましょう。

　ある年の秋の休日、立川市にある国営昭和記念公園を散策しました。公園の中央に"みんなの原っぱ"という広い芝生があって、家族連れの人たちがお弁当を広げたり、キャッチボールをしたりして、平和な光に満ちていました。私は4台連結のパークトレインに乗って、満開のコスモス園、水鳥の池、日本庭園、こどもの森など広大な園内を一周してみました。

　それから、人々の流れのままに歩いていくと、2、3本のユリの木が黄葉を付けた美しい枝ぶりを見せていました。思わず足を止めて見上げていると、微風に合わせてサラサラという音をたてています。風が少し途絶えると、ピタリと聞こえなくなります。これがオーケストラの弦楽器群が主旋律の背景にあるようで、形容

第1章　ケアをする人への私の考え方

しがたい響きを伝えるように絶妙でした。あの音の流れは録音されたテープやCDでは拾えなくて、生演奏のときにのみ気付かれるような微妙な音です。これは、コンサートに行ってチケットを買い、定められた日時に一定の席に座ったときに、そういうチャンスにぶつかるわけでしょう。

　日常の生活の中でも、ある条件が整えば自然との触れ合いに新しい発見があると思います。人と人との関係や付き合いの中からも、ある準備が整っていれば新しい出遭いが見つかります。この条件あるいは準備の中で個人のもっている感性が重要なレセプターの役を果たしています。介護職を自分の職業として選んでいる人たちは、資質の中に、この感性をまずもっている人が多いように思います。そして、介護にあたる人はこの感性を育てていくこと、

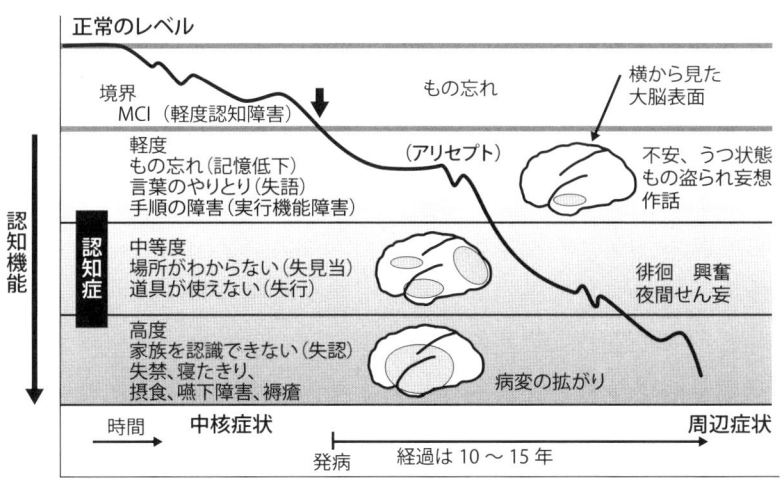

（須貝佑一：認知症の予防. p.76、岩波書店、2005年を一部改変）

図1-1　アルツハイマー型認知症の経過

磨いていくことが、自らをさらに豊かにしていくことになると思いますが、どうでしょうか。

　認知症高齢者は、自分の認知能力を失っていきます。なかでも代表的な原因疾患、アルツハイマー型認知症では、まず記憶能力から始まって、次第に言語機能や判断力を失っていきます（図1－1）。私は最近、ラリー・ローズ著『わたしの家はどこですか』というアルツハイマー病体験記に出遭いました。著者は54歳のときにアルツハイマー病と診断され、発症して以来の手記を4年後にまとめたのです。

　「ゆっくり、じわじわと広がっていく心の暗闇に気付いて、それはつらい思いだった。人生で大切にしているものすべてが、この手からゆっくりとすべりおちていく」と述べています。こうした体験をしながら、はっきりと表現できない認知症の人はどんな苦しい思いをしていることでしょう。引きこもってしまうことや、不安のあまりただ歩き回ることしかできない場合もあるでしょう。そのときにローズも述べているように「心配しなくても大丈夫よ。一緒にのりきっていきましょう」と言ってくれる人がいたら大きな救いになるでしょう。

　微風に伴って木の葉の絶妙な音の流れを感じるように、認知症高齢者のケアには、豊かなやさしい感性が求められるのです。

認知症の人が求めるケア

　以前、NHKテレビのクローズアップ現代で「痴ほうの人 心の世界を語る」と題する番組がありました（2003年放送）。そのときの話は、54歳のクリスティーン・ブライデン（旧姓ボーデン）さんが8年前にアルツハイマー病と診断されてから、これまでの自らの体験を語った内容でした。彼女は1995年5月にアルツハイマー病の診断を受けた当時、オーストラリア政府の上級行政官として20人から30人の部局員を率いて多忙なスケジュールをこなしていました。しかも知的能力は抜群で、知能テストの得点は150から200でした。記憶力も抜群で、仕事で受けた科学研究の報告をすべて詳細に覚えていましたし、仕事関係や家庭生活に必要な全員の電話番号、医療保障カード番号（10桁）、ビザカード番号（16桁）などを覚えておくことが少しも苦にならなかったと話していました。

● 認知症の人の体験

　しかし、アルツハイマー病にかかってからは昨日起こったことも思い出せないし、今日の日付も全くわからない。あらゆることがかつてのように自然にはできなくなってしまい、歩くこと、話すこと、書くことなど、すべて気持ちを集中させないとできなく

なりました。また、認知症になれば頭がからっぽになってしまって、不安感はかえってないのではないか、という考えがありますが、これは大きな間違いでした。「過去のことを思い出せず、この先どうなるかもわからないということは、暗い穴の中にいるようなものです。時々とても不安になります。心配でなかなか眠れないこともあります。何かを忘れているのではないか、大事なことを忘れているような気がする、大変なことになってしまうのではないかと不安になるのです」と彼女は述べています。

● 認知症の人が求めるケア

「スピードを落として、ちゃんと目を見て話し掛けてほしい。表情を見て、何を言おうとしているのかを考えてください。そして、その人の要望に沿って環境を変えていってください」

夫のポールさんとは発病して3年後に知り合って結婚したといいます。この人が実にクリスティーンさんの心を理解して温かい対応をしています。

昨日のことを思い出せない彼女に、「ほら、あのときはお互いに手を取り合って楽しい時間だったよ」と具体的な体験をヒントに与えます。すると、彼女の表情がパッと明るくなります。思い出した喜びなのでしょう。出来事の記憶は実はバラバラになってどこかに残っています。ポールさんは認知症の妻と向き合って、二人で語り合う中から思い出を引き出していき、認知症の人と一緒に人生の旅をしています。ケアを与える care-giver ではなくて、共にケアに関わる care-partner として暮らしています。

最後にクリスティーンさんの言葉で強く印象に残ったのは、「認知症のためすべてが失われても、愛は最後まで感じることができます」です。認知症の人の物語、内的体験をこのように鮮やかに聞くことにより、この出遭いは認知症の人をケアするうえでかつてないインパクトを私に与えたと思います。

老いることの意味

　認知症の人を介護するにあたって、その人らしさを大切にする介護、あるいは利用者を中心にする介護（＝パーソンセンタードケアなど）という理念が掲げられています。しかし、その人が体験している世界を理解するうえで"老いるとはどういうことか""死と隣り合わせになっている高齢者はどんな気持ちでいるのか"を自分なりに考えていくことは大切だと思います。そうでないと、制度が変わったために行われる小手先だけの評価とか、ただ技術面だけの対応とかになってしまって、"仏作って魂入れず"というような、重大なポイントを欠くことが起こると思うのです。

　"老い"とはいったいどういうことでしょうか。老いるとは単に高齢になる、年を重ねるということなのでしょうか。

　老人にとって死は身近に迫ってくるものです。若いときには、不治の病にかかり、それを告知されたといった特別な場合を除いて、死は他人のことと考えがちです。

　ところが、老人になると同じ年齢の友人たちが次々と亡くなっていくのを見聞きすることになりますから、この次は自分の番なのではないか、と考えるようになります。死を間近に控えたときには、今まで生きてきた過去を振り返ることになります。老人にとっては、未来が閉ざされたものとして映り、過去の思い出に心

を向けることによって自分の不安定さを取り戻そうとする心理が生まれてきます。自分の一生が、はたして生きがいのあるものであったのかという問いが心の中に生まれてくることがあります。あるいは、まだ自分のやりたかったこと、生きていたいという思いが死によって遮られるわけですから、ある人にとっては生きがいが奪われると感じられることでしょう。

　私自身、老いることを常に体験するようになりました。讃美歌284番には「老いの坂越えては越え、頭の雪積もるとも……」というフレーズがありますが、老いることは単にだらだらと困難な坂を上っていくというより、上り坂も下り坂もあって一山一山を乗り越えていく"しんどさ"があります。思いも掛けないような小さな石にすらつまずいたり、自分のしていることに無意味さを感じたり、身体のわずかな痛みや不調に悩んだりします。しかし、自分が篤い志をもって没頭しているときや、人との温かい絆を感じるとき、あるいは美しい音の調べにひたることができるなど、貴重な体験を与えられているときは、それらが大きな支えになります。

　ところで、ミッチ・アルボムが記した『モリー先生との火曜日』の中で、主人公は筋委縮性側索硬化症のため終末期を迎えるわけですが、そのときに「小さな波」を例えにして生と死の姿を教えるところがあります。その部分を引用します。

「いいかい。実は、小さな波の話で、その波は海の中でぷかぷか上がったり下がったり、楽しい時を過ごしていた。気持ちのいい風、

すがすがしい空気——ところがやがて、ほかの波たちが目の前で次々に岸に砕けるのに気がついた。『わあ、たいへんだ。ぼくもああなるのか』

そこへもう一つの波がやってきた。最初の波が暗い顔をしているのを見て、『何がそんなに悲しいんだ？』とたずねる。

最初の波は答えた。『わかっちゃいないね。ぼくたち波はみんな砕けちゃうんだぜ！　みんななんにもなくなる！　ああ、おそろしい』

すると２番目の波がこう言った。『ばか、わかっちゃいないのはおまえだよ。おまえは波なんかじゃない。海の一部分なんだよ』」

昨今ターミナルケアについての関心が集まっていますが、いたずらに制度や技法だけの議論に終わらせずに、基本にある理念を確立することが大切です。老いることは生きること、生きることは老いることであり死を迎えることです。

そして、老いることを自分のこととしてしっかり考えていくことは、死の準備をすることにもつながります。20年かけて大人になる人間は、20年かけて死の準備をしても良いのではないかという意味のことをカール・グスタフ・ユングは述べています。

そして、この準備を達成するうえで大切なことが一つあります。それは「『今』という瞬間はもう永遠に来ない。『現実の今、一度きりの生』、そういうことを大切に思って生きていく」ということを生きていく基本にすることです。

認知症ケアの基本にある想い

6

　認知症のケアに新しい流れが続いています。新しい流れとは、2004年12月に痴呆から認知症へと改称されたこと、高齢者虐待防止法が施行されたこと、06年4月の介護保険制度の見直しにより介護予防や地域密着型サービスが導入されたこと、さらに12年には地域包括ケアシステムが本格的に導入されたこと、などです。各地で公開講座やセミナーが開かれて、地域の多職種の方々、そして市民の方々が演者として活躍するようになりました。認知症の人自身が公の場に立って自分の内的体験を語ったり、また体験を執筆したりして、認知症のケアに大きなインパクトを与えています。認知症のことは他人事ではなく、市民一人ひとりのこととして皆で考えることだという流れが創られています。そして、「認知症になっても安心して暮らせる町づくり」へと発展してきました。

　ところで私自身も高齢に達して、新しい流れが自分自身の中から起こってくることに気が付きました。若いときから学習したり体験したりしたことが、脳の組織に蓄積されています。そこに新しい情報や体験が刺激として入ってくると、自分の神経組織のネットワークの中で、あたかも火花が散るように全く新しいものが創られます。新しい情報発信です。例えば、路傍に咲いている小さな花を見て「ああ、こんなところに美しく咲いている」と心底い

とおしく感じられます。若いころも同じ花を見ていたはずですが、そのころは特別な感慨もなくそのまま通り過ぎたと思います。また、人と人との何気ない会話や小さな出会いが、かけがえのない絆に思えてなりません。

　こうした感動は私だけのものではありません。20年ほど前に、私はおこがましくも恩師新福尚武先生と対談をさせていただきました。「ご自分の若いころと比較されて、あるいは若い人たちの活動を見て、若さを羨ましいなと考えられたことはありますか」と私がお尋ねしますと、「いや、高齢になったことを貴重だと思っている。若いときには考えもつかなかったことが、自分自身の中からどんどん湧き上がってくるのだよ。決して外からの借りものではない、本当に自分の中から創られてくるよ。若さを羨ましいと思ったことはないね」と先生は答えられました。そのときは、そういうものかなぐらいにしか考えませんでしたが、今、先生のお言葉を本当だなと思い返しています。あるところでこのようなお話をしたところ、何人もの高齢の方々が全くそのとおりだと喜んでくださいました。

　生きることは神様からいただいたものですが、ことに歳を重ねるというのは、神様から人間に与えられた貴重な贈り物だと私は思っています。生殖活動を終えてからも、それまでとほぼ同じくらい30年、40年と生き続けられる動物は人間だけです。この高齢期を大切に、そして楽しく生きていくことが、人としての本来の姿です。高齢を重荷に感じたり、認知症を恐れるような生き方をしたりすることは本来の高齢者の姿とは思えないのです。ただ、

それには経済、健康、意欲の3つの条件が整っていることが望ましいと思います。私自身も、一病息災といった程度の健康に恵まれていることが、第一のありがたいことと考えて、この次にはどんなことが起こるのか、どんな出会いが待っているのか、わくわくした気分で日々を過ごしています。

　認知症になっても安心して暮らせる社会は、まず高齢期を前向きに生きていくという豊かな人間存在のあり方が前提にあることが理想です。そして、認知症だけでなく、どのような障害があっても安心して共に暮らしていける社会を目指しましょう。

"ケアする心" 7

　「足もとのおぼつかない幼い子（1歳半くらい）が公園を歩いていました。ところが、何かのはずみに転んで泣き出しました。すると、そこに4歳くらいの女の子が駆け寄ってきました。助け起こすのかなと思ったら、女の子は倒れている小さい子のそばで自分も腹這いになり、幼い子を見てにっこり笑い掛けました。泣いていた子もつられて泣きやみ、にっこりしました。女の子が『起きようね』と言うと小さい子も『うん』と言って一緒に立ち上がり、手をつないで歩いていきました」

　これは、以前にブログでも引用させていただいた私の大好きな物語です。かつて私が奉職していた聖マリアンナ医科大学の同僚であったA先生が、ある出版物のコラムに執筆されていたものです。A先生は形成外科が専門で、先天性に見られる口蓋や耳朶の形態学的な障害を治療する卓越した技術をもった方です。そして、障害をもつ子どもたちや家族の苦悩をよく理解して、治療や生活指導をされていました。

　ところで、この物語の女の子は、介護の原点を自分の心と体全体で表現しました。女の子は、最初に駆け寄りました。そして上から見下して引き起こすのではなくて、自分もそばで腹這いになって、一緒に立ち上がろうと声を掛けます。しかも、にっこり笑い

ながらです。転んだ小さい子は、この笑いでとても力付けられたと思います。温かいやさしさが伝わったことでしょう。自分で起き上がる力とその可能性を信じ、それを果たした喜びを共に味わうことを示しています。

　この物語は、介護についての大切なモデルです。ちょっとした助けがあれば、本人は自力で起き上がることができるのに、私たちは自分の時間や都合を優先してよけいな支援をしてしまっているのかもしれません。しかし、介護にはその人のプライドを大切にして、その人をいとおしむ心が大切です。

　認知症のケアの理念としては、パーソンセンタードケア（person centred care）が基本とされます。このケアは1997年に出版された著書で、英国のトム・キッドウッド（Tom Kitwood　1937〜98年）が提唱しました。利用者中心のケアですが、時に誤解され、利用者の言うとおりにするケアだと考えられがちです。極端な例としては、いくらパーソンセンタードケアを基本としていても、「生きているのはつらいから死にたい。殺してください」などと頼まれた場合、「それはできません」と断らなくてはなりません。

　また、パーソンセンタードケアは"その人らしさを大切にするケア"とも訳されます。しかし、共に暮らしている家族にとっては「もう"その人らしさ"はなくなって、私の妻（あるいは夫）ではありませんよ」という悲痛な言葉が返ってくるでしょう。むしろ、認知症の人から見ると私はどのように見えるのか、この場所はどのように思われているのか、そして何をしてほしいと思っているのかなど、その人のもっている心の物語を聴こうとする姿勢がパー

ソンセンタードケアだと思います。

　わが国の精神科医である室伏君士博士は、1985年に「その老人の心の向き（態度）を知り、それに沿ってその人の生き方を援助していく」ことを理念として掲げていました。ちょうど、転んでしまった小さい子のそばに自分も腹這いになった、あの女の子の視点こそが、まずその人の心の向きを知る第一歩だと思います。そして、にっこりと笑い掛けたことが、その人をいとおしむ態度であり、愛の心だと思います。

　認知症の人をケアするにあたっては、さまざまなアセスメントの手法が開発され、工夫がなされています。また、ケアの技法も発展してきて、認知症のケアには従来から比べると著しい進歩が見られます。介護保険制度にも見直しが行われて、地域密着型のサービスが重視されてきています。高齢社会の今、市民一人ひとりが認知症のことを自分のこととして考え、自分たちのできる支えを実践していく町づくり運動も広がっています。しかし、一番大切なのは心のケアであり、自分を愛すると同じように他者を愛することであると思っています。

ある一日の出遭い

　2008年7月のある一日、日本社会事業大学にある専門職大学院で特別講義の講師を担当しました。すでに社会人になった方々を対象にして大学院の1年間の課程が作られています。少子化傾向のために応募者は少なくなってきていますが、そこの学生は社会人としての収入を絶って入学してくるわけですから、学習への熱意が並の学生とは違っています。それは、私が2コマの講義のあとに、事務局からいただいた学生諸君からのリアクションペーパーにも明らかに表現されていました。私も講義をしている間に、彼らの強い共感の波を感じて熱がこもりました。そして気が付くと、20枚くらいのパワーポイントのスライドに記されていない、講義プラン以外の内容を話していました。私の常に課題として考えていることが心に浮かんできて、学生たちに投げ掛けるように話していました。こうなってくると、講義は「講師→学生」という一方的なものではなくなり、「学生→講師」という逆方向の異質の波が起こってきて、講義は講師と学生との協働による作品のような感じがしました。

　例えば認知症の人をケアする場合に、まず必要なことは知ることです。それには3点あります。第1には認知症について知ること、第2には自分が今向き合っている認知症の本人を知ること、第3

にはケアをしている自分を知ること、自らの介護力の限界を知ることが挙げられます。そして、認知症の人を知ることこそ、ケアにとって欠くことのできない第一歩です。その人のことを知ること。これには、自分が介護をする人の年齢・性別・住所から始まって、職業を含めた生活歴、既往の病歴、現在の身体状態、治療の状況、性格、趣味、嗜好品などがあります。そして、朝の起床から始まって朝食は何時にとり、昼間・夕方から就床するまで、どのような一日の過ごし方をするのかという、その人の暮らし方を知ることです。また、介護度はいくつで、どのような公的サービスを受けているのか、夜間は何回くらい排尿のために起きるのか、失禁の有無、家族との関係など、多くの情報を集めます。さらに、本人に直接会ったときに受ける情報を「直接知」といいますが、これがケアにあたっては大切だと思います。東京、大府および仙台の3センターが協同で開発したセンター方式アセスメントシートがありますが、この中の「心身の情報」のシート（図1-2）では、認知症の人の全体像がスケッチで描かれています。漫画に見られるような吹き出しが付けられ、本人、家族そしてケア職、それぞれのコメントを書くようになっています。これは"その人らしさ"が一目で直接的に近い形でわかりますので、直接知に近い情報と考えられます（39ページに上記シートの説明）。

　もう一つの話題は、介護する人の感性についてでした。ケア職を自分の仕事として選択した人は、その時点ですでに、人を支えるうえでの重要な感性をもっていると私は思っています。その感性をさらに磨くにはどうすればいいのか？　それにはケアの現場

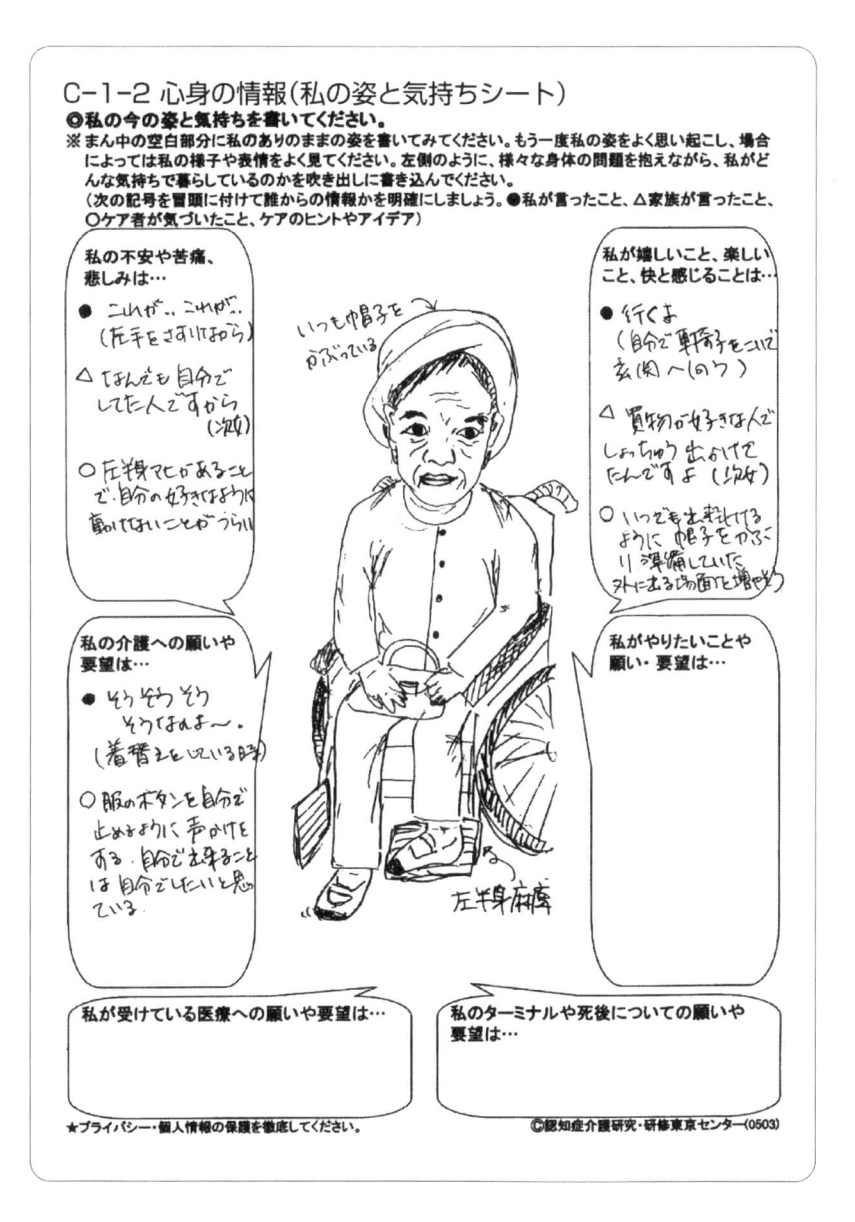

図1−2　センター方式の「C−1−2 心身の情報」シート

でしっかり本人と向き合うことが第一です。本人から学ぶことです。それと、ゆっくりとした時間や落ち着いた馴染みの空間が、ケアをする人にもケアを受ける人にも与えられていることが条件です。そして、ケアをする人自身が健康で明るい気持ち、前向きな姿勢をもっていることが大切です。

　この日は、私にとって予期しなかったことでしたが、熱意ある学生たちとの出遭い体験になりました。

認知症ケアの専門性

認知症ケアの専門性は、次の三つです。
1. 認知症の基本知識をもつこと
2. 認知症ケアの理念と技法をもつこと
3. 認知症ケアの心をもつこと

　第1は、認知症の基本知識です。認知症の概念や、アルツハイマー型認知症など主な原因疾患の特徴、それらに対する医療の概略などについて知ることです。例えば片マヒがある方が杖や車いすを使っているという運動障害に比べると、認知障害は目に見える状態ではありませんが、エピソード記憶障害が出ると、今体験したことをすぐ忘れるので何回も尋ねなくてはなりません。また、言語によるコミュニケーションがうまくいかなくなったり、場所の見当が失われたりすると、周囲との絆を失って、考えや行動で失敗をしてしまいます。認知症の終末期になると、排泄障害、嚥下障害、さらに意識障害を来して死を迎える状態になります。このような認知症の経過を知ることが大切です。知識は力です。

　第2に、利用者本位の立場に立って支援することです。このことはすべてのケアに共通する理念です。パーソンセンタードケアです。前述したように、認知症の人は周囲との絆を失うために強

い不安と不自由を体験します。ケアの専門職には、認知症の人の内的体験、心の奥を理解する視点をもってほしいと思います。

それには本人としっかり向き合って、本人が発信している情報を受けることです。本人を見る・診る・看ること、そして本人からの情報を聞く・聴く・訊くことです。このツールとして、センター方式のケアマネジメントシート*) を利用してみましょう。

これらのことをするためには必要な条件があります。介護の現場がゆっくりとした時の流れに囲まれていること、そして馴染みの場所が与えられ、そこが家庭的な雰囲気であることが必要です。本人に安心できる居場所があり、そして専門職の人たちの微笑みと温もりのある対応が受けられることです。

認知症の人への対応は、本人のペースに合わせた関わりを基本にして、聴くことを最も大切にすること、目を見て話すこと、言葉だけでなく手を握る、肩にやさしく触れる、微笑みなど非言語的なコミュニケーションなどの技法に習熟することです。

そして第3に、最も大切なポイントとして、ケアの心をもつことです。その人だけに与えられた独自の人格や、尊厳性を備えた"その人らしさ"をケアする心です。私たちの都合や事業所の立場から認知症の人へのケアを進めてしまうことは、効率を重視する現場で起こりやすいことですが、ケアを受ける人はケアをする人の考え方や行動によって人生が変わるのです。目に見えないところが実は一番大切なところです。これに気付く感性をもって日々のケアに努力してください。

認知症ケアの心、知識、そして技法をもった専門職のあなたが、

あなたらしさをもって日々進化していくことが期待されます。資格試験によって公認された専門性ではなく、介護職の人自身が自分はこうありたいと願う専門性こそが重要です。高い志をもって、大きく、そして豊かに育っていかれることを念願します。

＊正式名称は「認知症の人のためのケアマネジメントセンター方式シート」。認知症の人の思いや力、課題、可能性を捉えていくために、認知症介護研究・研修センター（東京・仙台・大府）により開発された。A～Eまでの5シート群に分かれ、16枚のシートで構成されている。シートは1枚からでも使え、NPO法人地域生活サポートセンターのURLから無料でダウンロードできる。ガイドは、2014年5月に改訂した（2014.5版）。

シート：
http://itsu-doko.net/download/sheets.pdf

ガイド：
http://itsu-doko.net/download/guide.pdf

新しい絆を創りましょう　10

　東日本大震災に遭遇された被災者の皆様には、言い尽くしがたい苦しみと悲しみを体験されていることと思います。一日も早い復興を祈念しています。あの日から私たちは今までの生き方、考え方、そして社会の仕組みに至るまで、すべてに大きな変換を求められていることは確かな事実だと思います。認知症ケア専門職の人たちには改めて、本人中心のケアであるパーソンセンタードケアの原点にしっかり立って、その歩みを進めていただきたいと思います。

　現在もなお避難所で生活されている認知症の人たちとその家族に向け、『認知症の人、家族等への支援ガイド』が認知症介護研究・研修東京センターから発信されています。それは次のように要約されます。

　「認知症になるとストレスに弱くなり、混乱しやすく、心身の状態も悪化したり、家族や周りの人の負担も増強します。そこで、ざわめき・雑音のストレスから守る工夫をしましょう。奥まった場所や出入口から離れたところを本人と家族たちの居場所として確保することです。ひと呼吸でいいからペースを落として、ゆったりと話すことも大切です。

第1章　ケアをする人への私の考え方

　本人なりに見当が付くように今の情報を話しましょう。そして、少しでも本人にとって『心地よい刺激』を得られるような配慮をお願いします。寒い、冷たい、暑い、うるさい、眠いなどの不快感があると、不安感や怒りの気持ちが高まります。手足を温めてあげたり、戸外の空気を吸うなど、快い刺激を与えてあげましょう。
　落ち着かないときには、説得をしたり、態度や言葉で抑えるのは逆効果です。あわてず本人に寄り添う気持ちで対応してみてください。本人を支える家族や身内、隣の人や介護職員は本人から目を離すことができず、周囲に気も遣うため、想像以上に消耗しています。ホッとできて解放される時間を確保することも大切です」（2011年に作成された同ガイドより）

　認知症になると著しい物忘れや失見当などの認知障害のために、親しい人や周りとの絆を失っていきます。温もりのある新しい絆を常に創っていくことが認知症ケアです。家族や周りの人の明るい態度とやさしい微笑みは、認知症の人が新しい絆を創る第一の条件となります。

　私は介護職の皆さんから、認知症ケアの核であるパーソンセンタードケアを学びました。それからは、私なりに認知症診療にこの理念を活かしていくことを心掛けています。そして最近になってようやく、この理念を理解し始めました。これまで認知症の本人の視点に立った診療を目指してきて、今やっと高い富士山のふもとにたどり着いた感じです。これから一歩一歩大切に、認知症

診療の道を登っていくつもりです。お互いに"自分らしさ"を大切にして、現実の課題に向き合っていきましょう。神様が私たちに平安を与えてくださるように祈ります。

認知症ケアの作法（1）

　私は数年前より街角の診療所で、認知症診療を短時間ですが行っています。過去約10年間にわたって奉職している認知症介護研究・研修東京センターで学んだパーソンセンタードケアの理念を、診療に活かしていくことを目指しています。ここでは、認知症の人に向き合ったときに、医療職もケア職も等しく心掛けるべき作法について述べてみたいと思います。

　認知症をめぐる社会の認識も、介護保険をはじめとした制度やケアの仕組みも近年は進化していますが、特に認知症の本人たちが自分の体験や要望などについて発信し始めたことは特記したいと思います。そこで当然のことですが、認知症ケアの作法の第1は、本人の視点に立つこと、つまりパーソンセンタードケアです。これは本人の内的体験を理解するケアです。その人が何を考えていて、今日は何をしたいのかを理解する姿勢です。そして、その人が過去から現在までに生きてきて培われた個別性を尊重するケアです。その人だけがもつユニークな尊厳性である、その人らしさを大切にするケアです。認知症ケアでは、この理念を認識して現場で実行することが大事です。認知症の本人と家族は、発病の入口から看取りの出口までの長い体験の旅をすることになります。病状の進行に伴って認知機能は低下し、これに伴って不安、悲しみ、うつ、

興奮、徘徊などに直面します。私たち専門職や関係者は、本人や家族と共に考え、彼らの要望に沿って支えていくことが大切です。

それらの要望を知るために、ケアの現場では次のようなコミュニケーションの技法に習熟していくことが求められます。

1) ゆっくりとしたペースで事を運びましょう。
2) 聴くことを第一にすること。そのためには、待つことも大切な技法です。
3) 目を見て話すこと。これは神様が私たちに、気持ちが通じ合うようにつくってくださった仕組みです。
4) 長い文章になる話し掛け、ことに理詰めの話が認知症の人は苦手です。短く区切って、一つを了解したら次の情報という具合に話し方を工夫します。
5) 温もりのある笑顔は安心感を与えます。常に微笑を浮かべ、明るい雰囲気、やさしいムードで接しましょう。

さらに、認知症ケアの作法で大切なことは感性です。ケアのセンスです。苦しみ、悩み、悲しみなどを、その人の立場に立って感じ取る資質です。ケア職を選択された人たちは、その時点で実はこの感性をもっておられると思います。ぜひ、自信をもってケアに励んでください。そして、認知症ケアの経験を日々積み重ねていただきたい。また、スポーツ、映画、読書、音楽、絵画などの趣味をもつことや、周囲の人との絆、ことに家族を大切にすることを心掛けましょう。

認知症ケアの作法（2）

12

　最近、私は診療所で、80歳代後半の男性Kさんを診させていただきました。Kさんは優れた技術者で高い能力をもっておられる方でしたが、5年前に専門病院でアルツハイマー型認知症と診断されました。現在は認知障害が高度になり、顕著な記憶障害と失見当があり、長谷川式認知症スケールでは5点（30点中）です。家族の顔も識別できなくなり、歩行にも介助が必要で、両便失禁があります。自分の身体の位置が認識できないためか、いすに座ろうとしてもなかなかうまく座れません。

　Kさんは診察の間に私を見つめて「どうして私は認知症になったのでしょうか？」と問い掛けてこられました。私にはこの重い問いに答える言葉が見つかりませんでした。ほかの人ではなくて、なぜこの私が認知症になったのか？　その問いに私は、3.11の被災者の一人が、身内の方すべてが津波のために帰らぬ人となった体験をされて「なぜ私だけが生き残ったのでしょうか？」と問い掛けられたことを連想しました。私は「そうですねえ」と応えて、Kさんの手にそっと触れました。

　このようなときに私たちは、ただその人の苦悩に寄り添うことしかできません。しっかりとその人に向き合って、苦しみや悲しみに共感することで精一杯です。"かわいそうだ"とか"気の毒

に"という態度は、自分は外にいてその人に同情するシンパシー（sympathy）ですが、そうではなくて、その人と苦悩を共にするエンパシー（empathy）がなくてはなりません。そして、ここからスピリチュアルケアが始まるのです。それには私たちが絶対者との絆をもっていることが期待されます。看取りのときにもスピリチュアルケアが期待されています。これは宗教の領域に入ってきますが、自分が特定宗教への信仰をもっていなくても、私たちの理性を超える絶対者の存在を信じて祈る姿勢、そして本人に寄り添う心をもっていることが大切です。

　寄り添われる思いを支えにして、本人は勇気と慰めを受けるかもしれません。形のうえで寄り添う姿勢というよりも、私は寄り添う心が大切だと思います。本人のありのままの今を受けとめて、温もりのある絆を創ろうとする心が第一だと思います。

　私たちが能力の限界を知り、謙虚にただそばにいさせていただこうとするなら、自然と祈りの気持ちが起こってくると思います。また、自然に本人と目線を合わせることになるでしょう。これこそがパーソンセンタードケアです。ケア職はその専門性をもつ前に人間であり、その人間としての自然な姿勢、その人のもっている人生観や価値観が、苦しむ人に寄り添うときの力になると思います。

　ケアする人の思いや行動によって、ケアされる人の人生は変わるのです。これが認知症ケアの作法の最も重要なポイントです。

【参考文献】

須貝佑一著『認知症の予防』岩波書店、2005 年

Tom Kitwood, *Dementia Reconsidered The Person Comes First (Rethinking Ageing Series)*, Open University Press, 1997.

ラリー・ローズ著、梅田達夫訳『わたしの家はどこですか　アルツハイマーの終わらない旅』DHC、1998 年

ミッチ・アルボム著、別宮貞徳訳『モリー先生との火曜日』NHK 出版、2004 年

藤井美和「スピリチュアルケアの本質　死生学の視点から」『老年社会科学 31（4）』pp.522 〜 528、日本老年社会科学会、2010 年

第 2 章

私と
パーソンセンタードケア

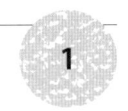

新しい認知症ケアの流れ
— 何が新しいのか

　介護保険の施行や、認知症高齢者のグループホームの普及を背景にして、認知症ケアには確かに新しい流れが起こっています。何が新しいことなのか、どこが変わってきたのでしょうか。

● 第1は認知症ケアの理念をもつこと
　認知症高齢者のケアには、それぞれの人の個別性（その人らしさ）を尊重することが基本にあります。したがって、その人に合った多様な対応が必要になります。そのためには、第1にケアの理念をもっていることが大切になります。

　理念として、よく掲げられるのは、認知症の人を中心にしたケア（パーソンセンタードケア：Person Centred Care）があります。これは決して新しい概念ではありませんが、認知能力を失っていく認知症高齢者にも、その人らしさを大切に、その人の立場に立ってケアをするという理念をもつこと自体は、今までになかったことです。

　しかし、パーソンセンタードケアは、その施設、あるいはグループホーム、あるいはケアグループにとって、どういうことを意味するのかを、具体的に自分たちの言葉で表現することが大切です。これをおのおののケアチームで議論して、日常のケア行為の基本

にすることが第一です。例えば、「利用者も介護者も笑顔で暮らす生活をつくりましょう」というように、具体的な言葉を掲げることです。

● **第2は認知症の人の内的体験を理解するケア**

認知症の人のその人らしさを尊重する立場を提唱したトム・キットウッド（Tom Kitwood）は名著『認知症の再検討』（原書名『Dementia Reconsidered』1997 年）の中で、認知症をもつ人の内的体験を重視する最近の流れを高く評価しています。

「すべりやすい危険な斜面を転げ落ちていくのがわかる」と述べた 58 歳のアルツハイマー型認知症の人がいます。「人から言われたことが、自分からすり抜けていくようだ」あるいは「周りの世界がぶつぶつと切れている感じ」などと表現する人や、一人ぼっちで絶望的になっている人もいます。こうした内的体験に、ケアする人が気付きをもつ、柔軟な心が認知症ケアには必要です。

● **第3にケアをする環境を整備すること**

個別性を尊重し、内的体験に気付きをもつためには、物理的なケア環境を改善してみることです。家庭的な馴染みやすい寝室や居間を備え、家族の写真、使い古した家具などを配置してみます。あるいは、ケアをする人も馴染みになって認知症の人と絆を創るように努めてみます。このような点に配慮したグループホームやユニットケアが、認知症ケアの切り札といわれています。

以上の３点が、それぞれ独自でありながら結び付き合っていることも、認知症ケアの新しい流れの特徴です。

物語を大切にしたケア

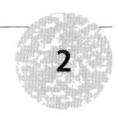

「あるひ、クマのプーは、ほかになにもすることがないので、なにかしようとおもいました。そこで、コブタはなにをしているかをみてみようとおもって、コブタの家に出かけました。プーがしろい山道をばたんばたんとふんで出かけたところにまだゆきがふっていましたから、きっとコブタは炉ばたで足の先をあぶっていることだろうとかんがえながらいったのですが、どうでしょう、コブタの家のげんかんはあけっぱなしになっていて、のぞいても、のぞいてもコブタはいませんでした。」

　これは多くの子どもたちに広く知られているクマのプーの物語です。これは『ナラティブ・ベイスド・メディスン』（Narrative Based Medicine ＝物語を基礎にした医療、T.Greenhalgh 著、B.Huewitz 編）の冒頭に掲げられた文章です。これを読むと、物語は初めがあって、次々と出来事が時の流れの構造の中で展開していって、終わりが来ます。そして、登場した個人（この文章ではプー）が主体となっていて、単に主人公が何をしたかだけではなく、主人公がどう感じているかが丁寧に大切に描かれていることに気付きます。また、物語には次に何が起こるのだろうかというわくわくする面白さが

あります。物語が伝えてくれるのは、実は「単なる登場人物についての知識」ではなく、お話の登場人物を通して生きる体験なのです。物語を読んで知ることができ、大切なことは、人間はそれぞれ自分の「物語」を生きており、「病気」もまたその物語の一部だということでしょう。

近年、医療にEBM（Evidence Based Medicine）という理念が唱えられています。医師の診療は、過去の経験や伝え聞きのような情報などによるのではなく、明確で良質な研究結果による根拠をもって行われるべきであるという考え方で、医療の客観性と効率性にウエイトが置かれたものです。しかし、これでは実は病める人の治療には不十分です。患者個人の物語を知ることで、どんな生活史の中で病を体験したのか、病気をもってどのような苦しみや困難を体験しているのかを十分に把握して診療を進めることの大切さが認識されています。要介護者へのケアについても、同じことが問われ始めました。ケアの理念や実績を根拠にしたケアと同時に、個別的なその人の物語を十分に尊重したケアが、ケアの質を高めることになります。認知機能に障害をもつ高齢者のケアにも、物語を基にした支援の必要性が指摘されているのです。

帰って来てくれ、僕の心よ
── 認知症の人の喪失体験を理解する

　私たちが長い人生を旅していると、自分の大切なものを失うことがあります。例えば財産を失ったり、仕事や職を失ったり、あるいは配偶者や家族と死別するなどの喪失体験をしたりします。

　ところが、認知症高齢者が体験するのは、自分が外部に所有しているものではなく、自分自身の一部、まさに自分そのもの"self"の喪失なのです。例えば、今までの知識や体験の蓄積を思い出す能力、物事を手順を追って進める能力、情報を分析したり、まとめていく能力、あれかこれかを判断して決めていく能力など、その人を特徴付けている高次の精神機能（認知能力）を喪失していくのです。自分自身が次第になくなっていくことを体験している認知症の人は、どんな気持ちになるのでしょうか。

　十数年前にアルツハイマー型認知症と私から診断された一人の患者さんとその奥様に、たまたまある会議でお遭いしました。当時、彼は53歳でキリスト教の牧師でした。私もキリスト教信徒の一人であったことから、特別の感慨をもって診断を進めたので忘れられない人でした。その人は13年後に逝去されました。奥様のお話では、故郷で療養を続けましたが、徘徊や攻撃行動が続いたので大変なご苦労をされたとのことでした。ご主人が亡くなられたあと、書棚の中から五線紙に書かれたご主人の走り書き（57ページ参

照）が発見されたそうです。

　　　　僕にはメロディーがない
　　　　和音がない　響鳴がない
　　　　頭の中にいろんな音が
　　　　秩序を失って騒音をたてる

　　　　メロディーがほしい
　　　　愛のハーモニーがほしい
　　　　この音に響鳴するものは
　　　　もう僕から去ってしまったのか

　　　　力がなくなってしまった僕は
　　　　もう再び立ち上がれないのか
　　　　帰って来てくれ
　　　　僕の心よ　全ての思ひの源よ
　　　　再び帰って来てくれ

　　　　あの美しい心の高鳴りは
　　　　もう永遠に与へられないのだろうか
　　　　いろんなメロディーが
　　　　ごっちゃになって気が狂いそうだ
　　　　苦しい　頭が痛い

（出典：天野文子編『祈りをともに』天野文子・岩切裕子 発行、1998 年）

第 2 章　私とパーソンセンタードケア

　これを拝読した私は、言葉を失いました。認知症の人のこうした喪失の体験と心の痛みを、私たちははたして十分に理解しているでしょうか。

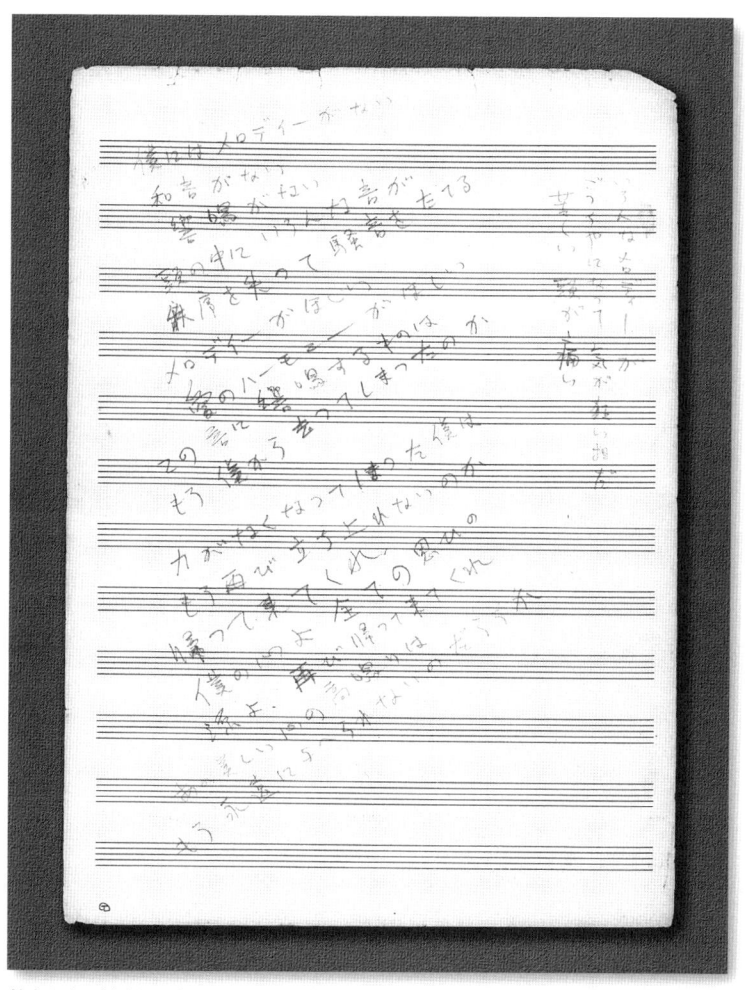

牧師が五線紙に残した文章

認知症ケアの基本課題

4

　日本は、高齢化のスピードが急速であることが知られていますが、現在とこれからの認知症高齢者のケアは世界にモデルのない挑戦になります。

　認知症ケアの特徴は介護を要する時間が長いこと、状態像の変化が軽度から中等度そして重度と著しく、かつ個別的なことです。そのために多くの職種の人がチームをつくって関わる必要があります。そして、認知症高齢者のケアが普遍化されて、どこにいても、またいつでも一定の水準をもったケアを受けられることが期待されます。

　このような状況を踏まえて、認知症ケアの基本課題として下記の5点を挙げてみました。

第1は本人中心のケア（パーソンセンタードケア）を理念としてもつこと

　認知症高齢者の生活をその人が望んでいるものに、できる限り近づけるような自立支援を行うことです。ケアされる対象者が常に主人公であること、認知症が進行して言葉の理解ができなくても人として尊重されることです。

第2は認知症高齢者を十分に理解すること

　認知症の理解だけではなく、認知症の人について個別的な理解をもつことです。「その人らしさ」を尊重するケアです。こうしたケアを行うには、その認知症高齢者の身体状態、性格、生活史、そしてその人独自の生き方などを把握することが大切になります。

　さらに、認知症をもつ人が暮らしの中でどのような不安や不自由を体験しているかを認識します。あるいは、それらを推察します。認知症の人の内的体験を聴く姿勢をもち、物語を基盤にしたケアを行うことです。

第3はケア環境を変えること

　認知症の人の生活に合わせて、その人が振る舞いやすい小規模の居住空間に変えることです。グループホーム、ユニットケア、そして小規模多機能型居宅介護のサービス施設などは、その良い例です。

第4は認知症高齢者のケアに関わる専門職を育成すること

　介護者は認知症高齢者の人としての尊厳性に気付きをもち、暮らしの中でパートナーとして寄り添うケアを心掛けます。そのような心掛けをもつケア人材の育成は、ケアの内容を良くするうえで欠かせないことです。

　2001年4月に厚生労働省は全国で3ヵ所（東京都杉並区、宮城県仙台市、愛知県大府市）に、高齢者痴呆介護研究・研修センター（現　認知症介護研究・研修センター）を開設しました。認知

症ケア人材の育成組織がつくられたことは、おそらく国際的に見ても例が少ないと思われます。

第5は地域ケアの仕組みを創ること

　地域全体が認知症ケアに目を向けて、認知症についての正しい知識の普及、認知症の早期発見および予防活動、そして関係職種のネットワークによる認知症高齢者支援に努めることです。その際、暮らしを共にしている家族の介護力を評価したいと思います。家族でなくては果たせない、温かさと豊かさを尊重して支援することです。

　2004年10月15日から3日間、京都で行われた国際アルツハイマー病協会第20回国際会議に際して「認知症高齢者の地域ケアを実践している町づくりキャンペーン」を行ったところ、約60市町村から応募がありました。いずれの認知症ケアの実践も身近な地域の中で始められたもので、選考の結果、受賞した4グループが会議で発表され、2005年からの「『認知症でもだいじょうぶ』町づくりキャンペーン」のスタートとなりました。

　最後に、認知症になっても安心して暮らせる社会を創ること。これが私たちのファイナルゴールです。

高齢期をかけがえのない尊い存在に　　5

　私たち日本人は現在、世界一の高齢社会を迎えています。しかし、長寿と祝われる言葉どおりに肯定的に受け止められない状況があります。「孤独死」「虐待」「介護地獄」など、メディアを介して流れる情報には長生きに対し暗い印象があるのです。「介護や医療の経済的負担は年ごとに増加する」など、マイナスのイメージもあります。

　しかし、長生きは人類がこれまで長年にわたって夢に描いてきた目標でした。そして、私たちは科学技術に立脚した高度な文明を築いて、豊かな生活を享受することに成功し、その結果、長寿社会が生まれたのです。このことを忘れてはならないでしょう。

　年をとること、老いることは素晴らしい体験であることも事実です。若いときには体験できなかったことが高齢者では起こります。長い年月に凝縮された知識と経験は、現時点のインプットに触発されて、新しい創生の力をもって表現されます。高齢期は人間にとって、実りの時期であり、種をまいて育成した稲を刈り取る収穫の時期ともいえるでしょう。

　私が認知症医療に携わって約40年が経ちます。治療薬のなかった時代に比べると、アルツハイマー型認知症の適用薬として限定された効果ではあっても治療薬をもっている今は、認知症の本人、

そして介護家族に「今後のことを一緒に考えていきましょう」と話すことができます。認知症診療があるべき姿に進化してきたと思っています。やがて根本治療薬を用いることのできる日が遠くないと思われる現在、将来に明るい希望が与えられています。

介護の領域では介護保険制度が成熟しつつあり、課題山積の中でも地域ケアへの取り組みの成果に関心が集まっています。認知症介護の理念としてパーソンセンタードケアが主流として定着し、本理念に基づく「センター方式」の認知症ケアマネジメントシートが普及し始めています。介護専門職の育成と待遇の改善は重要かつ緊急の課題ですが、多くの認知症介護指導者たちが各地域で優れた活躍をしています。

「認知症を知り　地域をつくる」キャンペーンは、2004年に京都で開催された国際アルツハイマー病協会第20回国際会議において草の根的な市民活動に光を当てたことから始まって、近年は定着してきました。市民の認知症サポーターも500万人（2014年6月30日現在、キャラバン・メイトを含む）を超えました。参加している人たちの明るい微笑みと活き活きとした表情に感動します。認知症の人を支える、認知症の人に支えられる、他者のために力を尽くす。それらの喜びが何ものにも代えがたいことなのでしょう。町づくりこそが認知症対応の最終ゴールだと思っています。地域ケアが継続されていくことが今後の課題であり、未来への希望です。老いることは生きていくこと、高齢期をかけがえのない尊い存在であることと認識して力を尽くしましょう。

認知症ケアと出遭い体験

6

　人生にはさまざまな"出遭い"があります。私は2000年4月から、現在も私の所属している認知症介護研究・研修東京センターに関わることになりました。本節では最近の出遭いについてお話ししましょう。

　第1の出遭いは、その人らしさを大切にするケア「パーソンセンタードケア（Tom Kitwoodが1997年に刊行した自著で提唱）」とのものです。本人を中心にしたケア、その人の内的体験を理解するケアです。私は認知症介護研究・研修東京センターで仕事を始めたころ、多様な専門職種の人たちが共有する認知症ケアの考え方とする理念を模索していました。そしてある日、書店でキットウッドの著書『認知症の再検討』を見つけたのです。そのとき、この本が私のところに飛び込んできたと思いました。この理念を現場で実践するには非常な努力がいります。認知症の人が安心できる居場所づくりや絆づくりが条件です。対応にも工夫がいります。しかし、これがケアの主流です。それらの努力をしていきましょう。

　第2の出遭いは、認知症の本人とのものでした。認知症の人は自分の考えや意志を伝えることが不自由なために激しいBPSDを起こしてしまうことがあり、それに対応する家族は絶望します。そのときのケアはきれい事ではすまされない修羅場になります。

その反面、苦難を乗り越えた認知症の人と家族の前向きで明るい姿にも出遭いました。ことに過去のしがらみから脱却し、未来への不安からも解放されて、「ここ、今」(here and now) というものだけを見て生きておられる認知症の本人に出遭い、人間の尊厳性に気付かされ、勇気を与えていただきました。
　第3の出遭いは、専門職とのものです。本センターは仙台市および大府市にある姉妹センターとともに認知症ケアの人材育成に関わっています。本センターの育成課程を修了して指導者になると、地域の認知症介護実践者やリーダーの養成にあたります。2012年度末の指導者は、全国で約1,600人に達しています。本センターの指導者たちは、認知症の人が尊厳性をもつ存在という意味で"Being"という呼称を付けたネットワークをつくり、ほかの2センターの指導者たちと共に全国的な絆を創りました。ここから生まれてくる出遭いから、認知症ケアの新しい風が起こってくることを確信しています。
　そして、第4の出遭いは、自分自身とのものです。生きていくこと、そして老いることとの出遭いといってもよいでしょう。私は何のために生きているのだろうかと、長寿社会の現在、他人事ではなく自分のこととして生きていくこと、老いることの意味を考え、何かに出遭ってほしいと思います。これはスピリチュアルの領域です。人生の長い旅から時にはするりと抜けて、一つの高い丘からの視点で、生きていくことの意味や出遭いを求めることです。こうした人生の旅の中で愛することを体験することは、生きていくうえでの華であって、神様からの祝福を念願して生きる

ことでもあります。そして、やがて天国に行くための旅支度をしておきましょう。

新しい絆を尊重するケアへ

7

　蓄積された知識や体験を記憶力によって検索し、言葉のやりとりや注意力・計算力などを駆使して状況を理解し、適切な判断をしていく働きを、私たちは認知機能といっています。この機能を担当しているのが脳神経細胞のネットワークであり、それは精巧なコンピューターといえます。このネットワークが疾病や傷害によって破壊されたために認知機能が低下し、今までの生活が困難になった状態が認知症です。

　ネットワークが欠落した場合には、残ったネットワークで新しい絆を創り直していくことになります。それを支援するのが認知症ケアであり、トム・キットウッドが1997年に著した『認知症の再検討』で提唱したパーソンセンタードケアです。これは認知症の本人の視点に立ったケア、本人が何を求めているかを把握し、本人の内的体験を理解しようとするケアです。介護者の視点や事業所の都合で行うケアではありません。本人に寄り添うケアであり、その人の脳神経細胞ネットワークに合わせることから始めるケアです。私たちの従来からもっている共通のネットワークに合わせてくださいと、押し付けるものではありません。

　若いころから町内会の役員をこなし、また日本舞踊教室で助手として働いていた82歳の女性は、8年前にアルツハイマー型認

知症になり、アルツハイマー型認知症治療薬の服用を始めました。認知障害は次第に進み、最近の 5 年間は高度となっています。ことに記憶力の低下が著しく、15 年前に夫と死別したことも忘れ、若いころのことや舞踊をしていたことも忘れ、わが子の顔も認識できなくなりました。同居する長男はその母のことを"チッちゃん"と呼び、彼女の暮らしの一切を支えています。

　彼女を診療所に連れてくるのは別世帯をもつ長女です。本人は長女を"親切な人"と言っていますが、この親子は新しい絆を創っているのか、その関係は安定しています。彼女は簡単な挨拶や対話は普通にできていましたが、長谷川式認知症スケールの得点は 2 点（30 点満点）でした。診察室に飾られた観葉植物のパキラを見て、「きれいな葉っぱですね」と自発的に話して微笑んでいました。損傷された脳神経細胞ネットワークのために過去の生活体験は失われましたが、残存するネットワークで現実の暮らしの中から新しい絆が創られているのでしょう。想起する力を失ったために自分の生活史を思い出せないだけで、本人は確かに存在しており、そこにいること自体が記憶されているのです。

　彼女を診察したとき、私は彼女の人としての尊厳性に心を打たれました。そして、本人のネットワークで創られた新しい絆を尊重することが、その人自身の全体を受け入れることであり、パーソンセンタードケアであることを改めて学びました。

認知症の基本課題
── 今とこれから

　ここでは、認知症の原因疾患の大部分を占めるアルツハイマー型認知症を基本にして、認知症ケアの原則と課題について考えてみましょう。この疾病は現在、病態不明で原因治療薬がないことから、期間は罹患してから約 10 〜 15 年の長い経過をたどります（19 ページ 図 1 − 1 参照）。認知症ケアとは、発症の入口から看取りの出口までの暮らしの旅を、本人や家族と共に考え、支えていくことです。

　認知症ケアの主流は、トム・キットウッドの提唱するパーソンセンタードケアです。認知症の人の視点に立ち、内的体験を理解して進めるケアであり、その人らしさを大切にするケアです。認知症の人は自分の考えや、やりたいことなどと実際にできることや周囲の期待との間にギャップがあり、そのために不安、うつ、興奮、徘徊などの BPSD が起こります。それを理解して「今のままのあなたでいいのです。困っていることは私たちのほうでも考えるから」とケア職側から寄り添っていくことが大切です。その人の全体をあるがままに受け入れていくと、認知症の人はその人なりの絆（関係性）を創り上げていくことができます。認知症ケアができるかどうかは新しい絆を創ることを、知識ではなくケア行動として、表現できるか否かにかかっています。そのために必

要な感性（センス）をもっていることがポイントです。

　感性とは、もって生まれた資質です。しかし、この領域の専門職を選択された皆さんは、感性をすでにもっておられる人でしょう。ぜひ自信をもっていただきたい。そして、感性を磨くことを心掛けていただきたいのです。それには臨床の場にいて、認知症の人と真っすぐに向き合うことです。また、自分の仕事の仲間をはじめ、自分に関係している他者との絆を豊かに保つこと、特に家族を大切にすることです。さらに、自分の自由時間にはスポーツ、読書、音楽、絵画などの趣味を楽しむことです。そして、認知症ケアの心（感性）、知識、そして技法を日々努力して向上させることです。これらの3つを昨日より今日、今日より明日へと常に進化させていくことが理想です。

　長い経過をたどる認知症のケアにあたって、ケア職やほかの専門職との連携を具体的にどのように進めるかは、重要な基本課題です。お互いに顔を見合わせて、いわゆる Face to Face で、個別的なケアについて話し合う時間と場所を確保したいものです。

　また、ケア職が過労の果てに発症するうつ病への対応など、ケア職自身のケアも大切な基本課題です。このような状況は介護家族にも見られ、時に患者への虐待を招きます。今後は一般市民の協力のもとに町づくり・地域づくりがさらに進められることによって、地域ケアが工夫され、居宅介護システムと施設介護システムがそれぞれの地域で活かされるようになることが、認知症ケアのファイナルゴールと考えています。今を大切に、これからに希望をもって進みましょう。

【参考文献】

Tom Kitwood, *Dementia Reconsidered The Person Comes First (Rethinking Ageing Series)*, Open University Press, 1997.

T. グリーンハル著、B. ハーウィッツ編、斉藤清二・山本和利・岸本寛史監訳『ナラティブ・ベイスド・メディスン』金剛出版、2001 年

天野文子編『祈りをともに』天野文子・岩切裕子発行、1998 年

第3章

認知症の人が医師に求めること
── 認知症と医療

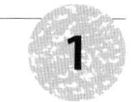

認知症ケアのポイント

　ここでは、認知症高齢者のケアにあたってポイントになることを述べます。

　認知症の高齢者は、特徴的な"物忘れ"を初期のころから体験します。普通の人の"物忘れ"は体験したことの一部を忘れます。例えば結婚式で会った人の名前を忘れる、財布を置いた場所を忘れる、などです。ですから、記憶の帯は体験の連続につながっていて生活に支障を来すことはありません。ところが、認知症になると、結婚式に出席したことなどの体験全体をそっくり忘れてしまい、体験したこと自体が抜け落ちてしまうために体験のつながりがなくなり、生活に支障を来すことになります。このような、健常者の物忘れと認知症の人の物忘れの違いを図3－1に示しました。

　体験のつながりがない認知症高齢者の場合には、物忘れをしたという自覚がないために、訂正や修正を求められても、それを受け入れる認知能力（判断する能力）もなく、忘れたことの説明や間違ったことに対する説得などを行ってもあまり役に立たないと思います。こうした体験全体をすっかり忘れることが連続しますと、過去を失っていくことになります。意識された体験の流れがあるからこそ、これからの未来に何をするのかがわかるわけですが、

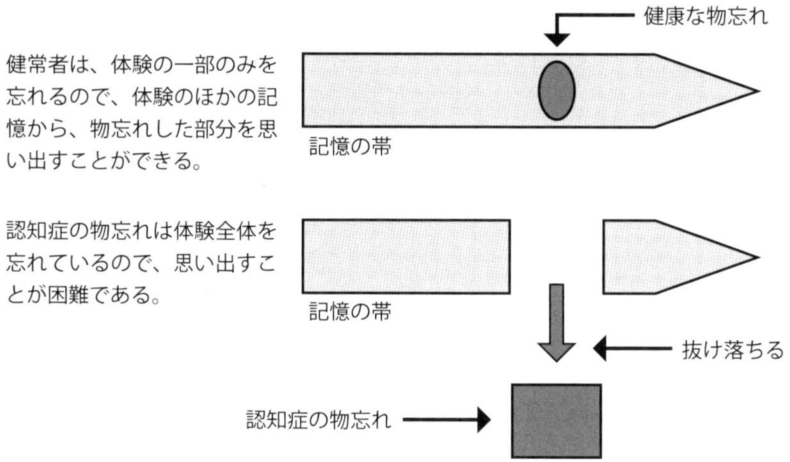

第3章　認知症の人が医師に求めること──認知症と医療

健常者は、体験の一部のみを忘れるので、体験のほかの記憶から、物忘れした部分を思い出すことができる。

記憶の帯　　　　　→健康な物忘れ

認知症の物忘れは体験全体を忘れているので、思い出すことが困難である。

記憶の帯　　　　　→抜け落ちる

認知症の物忘れ →

出典：高齢者痴呆介護研究・研修の東京センター　小野寺敦志氏より

図3-1　健常者の物忘れと認知症の違い

　過去も未来も真っ白になっていく認知症の人は「ここ、今」という小さな島に取り残されたような気持ちになると思います。
　普通なら、不安というのは将来のことに対して抱くものです。「これから先、年金はどうなるのか」とか「病院での検査の結果はどうなのか」「子どもの行く末について」など、まだここにない未来のことに不安をもつのが普通の人です。しかし、認知症の人は今、現在が心配であり、心もとなく不安なのです。そして、この不安のために落ち着きがなくなったり、何回も同じことを言ったり、歩き回ったりという行動が起こるのでしょう。認知症の人の行動をすべて不安だけで片付けることはできませんが、現在の生活を見守って不安を少なくしてあげることができたら、認知症の人も

73

その介護者もかなり楽になると思います。
　認知能力が重んじられている現在の社会では、私たちは誤りがあれば直ちに訂正します。私たちには皆を共通の考え方に導きたくなる傾向があります。しかし、認知能力が病気のために衰えている認知症の人は、説明を理解することや理詰めの話には乗りにくく、むしろ不安感が先立ってしまって、落ち着かない気分になってしまうのでしょう。そういうときには「大丈夫よ」「私が付いているから心配しないの」というような言葉を掛けたり、微笑み掛けたり、安心させるような顔つき、素振りをしたりすることなどが、認知症の人にとって受け入れやすいケアではないでしょうか。

長谷川式スケールをめぐって　2

　1968年のことでした。私は東京慈恵会医科大学精神科教授の新福尚武先生の指導を受け、都内にある老人ホームを訪問して、そこの利用者の精神健康に関する面接調査に取り組んでいました。特に認知症をもつ人がどれくらい入居しているのかが関心の中心でした。私には平日は病院の勤務があり、時間が限られてしまうので、施設の協力が得られる場合は、週末の土・日を調査にあてることもありました。高齢期の認知症は、通常の物忘れから認知障害へと進行して生活に支障を来す状態ですから、どの時点から認知症と判断するのか、その診断の目安を一定にするためにスケールをつくるように、新福先生から指導を受けたのです。これが、「長谷川式簡易知能評価スケール」の開発のきっかけとなりました。
　診療室で患者さんと向き合う場面で医師は、記憶障害や認知障害の有無や程度について種々の課題を提示し、生活障害についても家族から情報を集め、総合的に診断を進めていきます。そこで専門医がしばしば使う質問項目を選び、それらを点数化したものを論文として、1974年に発表しました。もともとは、自分自身が認知症を診断する際の「ものさし」として作成したものですが、論文として発表して以来、多くの医師、研究者、看護師、介護専門職などの方々に広く使用されるようになりました。1991年には、

質問項目を2問減らして使いやすいものに改訂しました（133ページ参照）。

　本スケールは、私自身の臨床現場での体験からの想いが込められたもので、多くの人との出会いにより作成が実現したものです。

　ある日、老人ホームの利用者たちに本スケールで評価を行ったとき、自分の年齢も、今日の日付も全く答えられず、今いる場所も答えられない人がいました。これはかなりの重度の人かと思っていたところ、100から順に7を引く暗算や4桁数字の逆唱には、すぱっと正しい答えを返されたのでいささか驚きました。付き添いの夫人から「この人は数字には強いんですよ。何しろ税理士として勤めていましたから」と伺い、納得したことがありました。

　本スケールの設問項目は、それぞれが役割をもっています。例えば、第2問の日付を問う設問は、認知症の人を選別するうえで感受性が高い、要するに認知症の人にとって苦手な設問です。第4問で3つの単語（桜、猫、電車）を覚えてもらって、第7問で3つの単語の想起を求めるという設問があります。これは遅延再生ともいわれる課題で、アルツハイマー型認知症の人にとって非常に難しいとされています。第9問は野菜の名前を10個言っていただく設問ですが、これは言語の流暢性を検査するものであり、前頭葉機能の低下に関係するといわれています。

　本スケールの満点は30点であり、20点未満は認知症の疑いという判定をされます。10点未満になれば、かなり高度の認知症と考えてよいのです。このような認知症診査スケールは使いやすいものですが、スケール得点だけで認知症の判定はできません。な

ぜなら、高学歴や知的作業に従事している人の場合には、認知症であっても高得点を取ることがあるからです。逆に、認知症ではないのに感冒やうつ状態にあることなどによって気力が低下しているときには、低得点を示すことがあるので注意を要します。また、本スケールを施行するにあたっては、本人に施行の理由を説明して十分な了解を得ることが必要です。「長谷川式簡易知能評価スケール」については、第5章でくわしく述べることにします。

　介護保険制度の導入などにより、認知症の評価を求められることが多くなって、共通の判定の目安をもつことが多くの現場で求められています。本スケールの適切な使用が期待されます。

認知症の方との出遭いをめぐって　3

　先日のこと、アルツハイマー型認知症である越智俊二・須美子ご夫妻の講演を拝聴しました。ご夫妻は2004年秋に京都で行われた国際アルツハイマー病協会第20回国際会議に実名で登壇され、聴衆に深い感銘を与えた方々です。

　俊二氏は47歳ごろより記憶力の障害が始まり、仕事にも支障を来したため退職し、現在は58歳（2005年当時）です。一時は認知障害の悪化により行動障害も起こりました。夫人の運転で友人が開店したレストランに出掛け、食事して帰宅する途中で興奮状態になった俊二氏が、トンネルに入ったときに「こんな飛行機で、どこに連れていくか」と怒り出し、足でフロントガラスを蹴って、大変危険な状況になりました。夫人が車を停めるとドアを開けて飛び出し、警官が駆け付けて保護されるといった事態になったそうです。まさに半端な行動障害ではなかったのです。

　その後、幸いにして良き専門医に出遭い、デイケアに通い始めたところ次第に精神的にも安定し、その後は本人の言われる「普通の生活」ができるようになったと、講演で報告されたのです。従来は、認知症の人が自分の体験を多くの人々の前で話せるなどとは、とうてい考えられないことでした。講演のあとでご夫妻にお会いしましたが、お二人とも明るい微笑を浮かべ、和やかで落

ち着いた態度でした。これは全く私見ですが、俊二氏は夫人ともども何か一つのとらわれのようなものから脱却して、より自由な存在（being）に落ち着かれているのかもしれないと思いました。

　俊二氏は講演の終わりのところで、「私と同じような病気の方に望むこと、それは笑ってほしい」「笑えるようになると、忘れることが不安でなくなります」と言われました。須美子夫人も「暮らしの中でユーモアを忘れずに明るく笑うことを勧める」と話されました。笑いが大切であるとよく聞きますが、認知症の人と家族がともに笑いの大切さを話されたことは大きな感動を呼びました。

　ご夫妻の物語は本当にユニークでした。私たちにはだれでもそれぞれ、その人しかもっていない物語があります。その物語は世界中の人々の中で私だけがもっている私らしさの物語であり、その物語の私は独自の存在ともいえます。過去から現在および未来へと続く時間的な連続性の中に自分がいるのです。生きている尊厳はここにあると思います。認知症になっても、その人のユニークな存在の尊厳性は失われません。認知症の当事者自身が自分の物語を公的な場面で話したということは、この点で大きな意味があります。

　もう一つ大切なことは、独自の存在である私は、人と人とのつながり、親族、同僚、友人たちの絆の中にあって生活をしています。社会的な継続性をもち、横に広がるつながりの中に存在しています。つまり、時間的連続性と社会的連続性という、この縦軸と横軸の交差しているところに私という存在があります。そして、この軸が刻々と変化していくため、私はその状況の流れに乗ってい

る存在です。認知症になっても、地域の中で今までと同じように暮らしていけるようにするためには、横軸からの支え合いが常に必要になります。こうした支え合いのネットワークをつくることが、認知症ケアの最終の目標です。ここにこそ認知症の人が生きている尊厳を支えるケアの理念が生かされることになります。

　「痴呆」から「認知症」に改称された本質的な意義はここにあることを強調したいと思います。認知症当事者が私たちと直接に目線を合わせながら、その物語を語ってくださったことは、認知症ケアに携わる私たちにとって大きな励ましとなり、"尊厳"を支えることの深い意味を教えていただいたと思っています。

越智俊二氏：日本人で初めて認知症本人からのメッセージを伝えた。2009年に逝去（享年62歳）

認知症をめぐる想い　4

　私は精神科医として臨床の場に入った1955年ごろ、路面電車にはねられて脳外傷を負った保険の外交員の方を受け持ちました。その人は左側の頭頂後頭部に陥没骨折を起こし、限局した脳挫傷でした。そして、左と右との識別ができない左右障害、暗算ができない失計算、自分の指が認識できない手指失認などの典型的なゲルストマン症候群がありました。以前に教科書で、脳の神経細胞が障害を受けた結果、その部分の働きが明らかになった事例を学びましたが、そこに記載されているとおりの症状が現れていました。しかし、この人の場合、言語能力はしっかり保たれ、記憶も判断能力も保たれていて、認知症ではありません。高次脳機能障害の一部が表現されていたのです。こうしたことは、丁寧な面接と神経心理学的な検査で初めて明らかにされます。

　これをさらに客観的なエビデンスとするために、現在はCT、MRIなどの画像診断が進歩していますが、当時は脳波検査がよく用いられていました。この検査は1秒間に3cmの速さで流れていく脳波計の紙の上に、患者の頭皮上に置かれた電極を介して伝わる脳神経細胞の電気的変化を記録していきます。刻々と変化していく脳波は、人間の脳の活動を間接的ですが反映しています。これは素晴らしいことだと思い、私は脳波を用いた診断に情熱を傾

けていました。

　あるとき40歳の男性が「頭重感と間違った行動」を訴え、軽度の認知症だろうということで来院されました。脳波検査の結果、右の側頭部を中心に異常波を認め、硬膜下血腫が見つかりました。すぐに脳外科手術を行うと順調に快復し、その男性から感謝されました。このように認知症だと思われる症状をもつ人の中には、治療可能な原因疾患が見つかる人がいますから、早期の医療が重要になります。

　認知症の中でもアルツハイマー病には原因療法がなく、これが今の最も大きな医療課題です。しかし、この疾患に対しても、進行を抑制する薬物療法と適切な介護の組み合わせによって、対応が可能になりつつあります。ことに、そのアルツハイマー病の当事者自身が自分の体験を話してくださるようになり、介護関係者の間に大きなインパクトを与えています。新しい認知症ケアの時代が始まったともいえるでしょう。

　認知症ケアは、物語を大切にするサービス（narrative-based service）がその本質です。近年、公開された映画『明日の記憶』（萩原浩 原作／堤幸彦 監督、2006年上映）を観ましたが、若年性アルツハイマー病の告知を受けた患者のパニック状態と、彼を見守る家族の悲しみ、彼らに対応する医師の懸命な姿に感動しました。このような現実は多くの家庭、職場、そして介護サービスの現場で見られていると思います。認知症の人と家族を支える私たち専門職の役割と責任を強く感じた人も多いと思います。

　これからは、認知症の人自身が中心のサービス（パーソンセン

タードケア）に加えて、地域を基盤にしたサービス（コミュニティーベースドケア）が新しい課題として浮上してきました。「認知症になっても安心して暮らせる町づくり」が単なるスローガンとならないために、私たち一人ひとりのコミットメントが期待されています。それぞれの立場で、可能な限りの努力を続けていきましょう。

認知症診療をめぐる想い　5

　最近、私は川崎市にある診療所で短時間ですが、認知症患者を診療させていただいています。ひと昔前の大学病院の部長職という立場とは違って、街角の臨床医として勤めているということもありますが、臨床の厳しさとともに新鮮な驚きを体験しています。本節では、そのいくつかの違いを述べてみます。

　第一に、大学病院にいた当時はアルツハイマー型認知症の適用薬はなく、診断をしても医師として何も対応はできませんでした。しかし現在は、限られた効果とはいえ、適用薬（アリセプト）があることが素晴らしい進歩だと思います。

　また、私自身が高齢の認知症の患者さんとほぼ同年齢になりましたので、同じ時代を生きてきた仲間として向き合えるようになったと思います。それは、「ああ、どうしました？」と肩をたたいてお話しする感じです。私一人だけの思い込みかもしれませんが、患者さんや家族の人たちからも同じ時代を生きた者同士として、あまり身構えないで親しみをもってくださっていることがわかります。ここで一つ大切なことは、やはり単に年齢を重ねただけではなく、私が患者さんと目線を合わせて、しっかりと向き合える状態に立つことを学んだということでしょう。

　長谷川式認知症スケールを用いた検査も、時間をゆっくりとっ

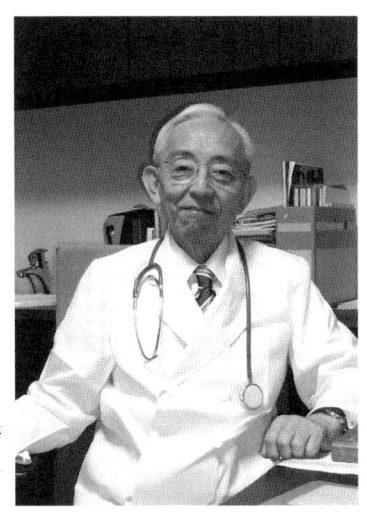

2010年　川崎市中原区の長谷川診療所にて。物忘れ外来で、再び臨床現場に立ち患者さんを診ることに

て自分自身で行っていますので、単に点数が０か１かという評価以外に、答えるときの仕方や態度が微妙に異なることがわかりました。

　ある80歳代女性のアルツハイマー型認知症の人に薬物を投与して１年後の経過を見ていたときのことです。数字の逆唱を行うとき、１年前には全く正しく答えられなかったのに、３桁までは簡単にできたのです。そばで見ていた家族も驚きの表情でした。さらに、３－５－２－９の逆唱になったとき、「あー、９－２ですよね……３－５－２－９だったから……５－３！　あー、９－２－５－３です」と４桁も正答に達したのです。数字を思い起こすと同時に、逆転させるという二つの作業に成功しました。本人はにっこりです。家族も喜びました。多様な好条件が重なって注意機能が改善

85

されたのかもしれません。症状の改善はわずかですが、表情もはっきりして明るい雰囲気になっていました。

　私が診察するときは、特別な場合を除いて家族にもそばにいていただきます。患者さんと家族との話のやりとりなどから、微妙な雰囲気を感じ取ることも大切だからです。家族も癒しを求めています。共に暮らしている患者と家族という一つのユニットとして丁寧に話を聞くことで、家族の癒しにつながり、良い結果を生むことがあります。ただこれには、診療に十分な時間をとることが第一の条件です。

　かかりつけ医の認知症診療を活性化することが、これから認知症高齢者が増加する現状にあって、ますます重要になるはずです。そこで2006年、医療の診療報酬改定の際にカットされた認知症の生活指導料の復活を切望します。政府の厚生行政に期待します。[*]

[*] 2012（平成24）年の診療報酬改定で、認知症療養指導料が算定されるようになった。これは、認知症疾患医療センターで認知症と診断された患者に対して、認知症療養計画に基づき、「症状の定期的な評価」、「家族・介護者の介護状況の定期的な評価」、「抗認知症薬等の効果や副作用の有無等の定期的な評価」を行い、診療録に記載し療養指導を行うことで算定できる。

認知症治療薬の開発

6

　1999 年、アリセプト（一般名：ドネペジル塩酸塩）というアルツハイマー型認知症の進行を抑制する薬が誕生しました。当時、日本では本疾患に対する唯一の適応薬でした。アリセプトは、エーザイ筑波研究所の杉本八郎博士（2013 年より、同志社大学大学院脳科学研究科チェアプロフェッサー教授）によって開発されました。

　私はアリセプトの臨床治験が始まった 1989 年から治験統括医に任ぜられ、大阪大学精神医学教室の故西村健教授（1931 〜 2009）と共に、全国の専門医に集まっていただいて治験を進めました。

　第 3 相試験では、実薬と偽薬の 2 投与群に分けて、医師も患者もどちらの群なのかは不明の状態、いわゆるダブル・ブラインドの治験を行うことになりました。緻密な臨床観察評価を行う専門医と、エイダス（ADAS）という複雑な知能テストを行う臨床心理士、介護家族を援助する看護師という連携チームを組んで進めました。このため施行できる専門施設は限定されました。しかも 6 ヵ月間の服用期間ですから、参加する患者さんも家族も大変です。ところが中間評価で期待していた成果が上がらず、本剤の治験の難しさに困惑しました。アメリカで先行して成功した治験統括医ロジャーズ（S. L. Rogers）博士と協議を行ったこともありました。

しかし、治験を始めてから10年を経た1999年、ついに実薬群が偽薬群の効果を上回る有効な根拠が与えられ、治験を成功裡に導くことができました。そして厚生省（当時）から認可が下りたのです。

　私が聖マリアンナ医科大学病院の部長として認知症の医療にあたっていた当時は、認知症の適応薬がありませんでした。脳血管性認知症に対しては、ケースによっては痴呆状態に間接的に若干の効果をもつ症例もあることから、脳循環改善薬や脳代謝賦活薬であるホパテ（一般名：ホパテン酸カルシウム）、アバン（一般名：イデベノン）、セレポート（一般名：塩酸ビフェメラン）、サアミオン（一般名：ニセルゴリン）等が用いられることもありました。しかし、これらも中核症状である認知障害に対する効果は少なく、周辺症状である意欲低下や情緒障害等に効果をもつものとされていました。当時の適用文書の効能は、脳梗塞後遺症、脳出血後遺症、脳動脈硬化症に伴う意欲低下、情緒障害の改善とされていました。

　一方、アルツハイマー型認知症に対しては、当時も外来診療では最も多かったにもかかわらず、医師は診断できても、それから後の治療戦略をもっていない状況でした。患者さんやご家族に対して本当に申し訳なく思い、医師として無力感を体験しました。診断がついても治療手段をもたないことは恥だとも思いました。

　しかし、この状況はアリセプトが登場して変わりました。根本治療薬ではありませんが、進行を抑制して認知力が低下していくカーブを緩やかにできるメリットは大きいと思います。それからは「一緒に考えていきますよ。いつでも相談にのりますからね」

表3-1　アルツハイマー型認知症の薬物療法

ドネペジル塩酸塩（アリセプト）	コリンエステラーゼ阻害作用
リバスチグミン（リバスタッチパッチ）（イクセロンパッチ）	コリンエステラーゼ阻害作用 貼り薬
ガランタミン臭化水素酸塩（レミニール）	コリンエステラーゼ阻害作用 ＋ ニコチン受容体に作用
メマンチン塩酸塩（メマリー）	神経細胞保護作用 グルタミン酸の抑制

と言える状況になりました。ただし、認知症という病に対しては、医療だけでなく、安心感をもっていただけるようなケアと連携していくことが大切なことだと思います。

　さらに2011年からは三つの新薬がアルツハイマー型認知症の適応薬として加わりました。リバスチグミン、ガランタミン、そしてメマンチンです。本症の適応薬は4剤体制になりました。いずれも根本治療薬ではありませんが、臨床症状の進行を抑制して高度になる状態を先送りすることが可能です。表3-1に示しましたが、コリンエステラーゼ阻害作用をもつ3剤とグルタミン酸抑制作用をもつメマンチンです。リバスチグミンは貼り薬ですから、介護者にとって本人に服用していただく苦労が軽くなることや、副作用の胃腸障害が少なくなる利点があります。ガランタミンはニコチン受容体にも作用するので、効力は強力になりました。ただアリセプトは1日1回投与ですが、本剤は朝、夕2回投与になります。メマンチンは上記3剤とは全く異なる作用をもち、不安

感や焦燥感、易怒性などに鎮静作用もあることが特長です。ただし副作用として、めまいなどを起こして転びやすくなる難点があります。

　いずれも抗認知症薬と総称されていますが、4剤体制により選択の幅が出てきたことで、患者さんにとっても医師にとっても好ましい状況になったといえましょう。

【参考文献】
萩原 浩『明日の記憶』光文社、2004年

第4章

認知症施策と私の考え

2005年、春
「痴呆」から「認知症」に改称
― どこが新しいのか

　2004年末、新聞やテレビなどで、「『痴呆』に替わる呼称として『認知症』にほぼ決定」というニュースが報道されました。以降、すぐにマスコミの多くは「痴呆症」を「認知症」と表記し始めました。2004年6月より改称について議論してきた厚生労働省の検討会のメンバーである認知症介護研究・研修東京センター長であり、聖マリアンナ医科大学理事長の長谷川和夫先生に、改称の理由と新しい呼称に込められた思いなどを伺いました。

（このインタビューの収録は2004年12月に行いました。
文中に登場する団体名や個人の肩書は当時のままで表記しました）

高齢者痴呆介護研究・研修センター長会議で
改称問題が提案される

――「痴呆」の改称問題はいつごろ、どのような形で出てきたのでしょうか？

長谷川　2004年3月19日に高齢者痴呆介護研究・研修センター(現、認知症介護研究・研修センター)の仙台、大府、そして東京の3センター長会議が開かれました。その会議には厚生労働省老健局の中村秀一局長や関係部署の幹部の方も出席されていました。その席上で、大府センター長の柴山漠人先生から「痴呆」という

呼び方を改称してほしいという提案が出されたのです。
—— それには何か理由があったのでしょうか？
長谷川　大府センターに近い名古屋市のある地区で、痴呆予防活動をどのように始めたらよいかというミーティングを開いたそうです。それに参加した高齢者の多くから「自分たちを痴呆扱いするのか」「痴呆予防のために自分たちを集めるなんてけしからん」と、「痴呆」という言葉を聞くや否や拒否反応が出て、痴呆予防活動をスタートさせるにあたって支障を来したそうです。柴山先生はその報告を聞いて愕然とし、「これは絶対に改称すべきだと強く思った」とセンター長会議で話されました。
—— 柴山先生のお話を聞いて、長谷川先生も含め、出席されていた
　　方々の反応はいかがでしたか？
長谷川　2004年1月号の『老年精神医学雑誌』に東京大学精神医学名誉教授の秋元波留夫先生が、「これからの老年精神医学に期待するもの」と題して寄稿されていました。その中に秋元先生は「『痴呆』という失礼な言葉を病名に使っているのは不思議だ。絶対に改称すべきだ」と書かれていました。それを読んで私は、秋元先生から強くお叱りを受けたように感じました。それまで私自身は何の違和感もなく「痴呆」を医療の専門用語として捉えていたのですが、改めて考えてみると「痴」も「呆」もマイナスのイメージをもつ言葉であり、一般の方が「痴呆」という言葉に偏見や侮蔑感を抱いているとしても無理はないと思いました。秋元先生のおっしゃるとおり改称したほうがよいと思っていた矢先でしたので、柴山先生の提案に即、賛成しました。また、中村局長も

「それは重要なことです」とおっしゃいました。

　実はその10年ぐらい前に、旧厚生省で「痴呆」の改称が少し話題に上ったことがあるらしいのですが、そのときはそれ以上には話が進まず、立ち消えになってしまったということでした。しかし今度は、会議の出席者全員の意見が、改称をぜひ実現させたいということでまとまり、早速4月19日に坂口力厚生労働大臣（当時）に3センター長の名前で「痴呆の改称に関する要望書」を提出しました。

―― 坂口大臣の反応はいかがでしたか？

長谷川　「確かに『痴呆』の呼称のままでは施策としてやりにくいだろう」と言われ、「『痴呆』に替わる用語に関する検討会」の設置が決まり、2004年6月21日に第1回の検討会が開かれました。

―― 検討会の構成メンバーは？

長谷川　高久史麿自治医科大学学長が座長を務め、そのほか井部俊子聖路加看護大学学長、野中博日本医師会常任理事、堀田力さわやか福祉財団理事長、辰濃和男日本エッセイスト・クラブ専務理事、エッセイストの高嶋俊男さん、そして私の7名です。

関係団体などのヒアリングやパブリックコメントを参考に「認知症」に決定

―― その検討会で「痴呆」の新しい呼称が「認知症」に決定するまでの経緯についてお聞かせください。

長谷川　9月1日の第2回検討会で関係団体などへのヒアリングが行われました。まず、日本痴呆ケア学会理事長の本間昭先生が、

会員のアンケート結果を報告されました。日本痴呆ケア学会は医学、看護、保健、福祉、介護などに関係する人たちが集まった職能的な団体です。「痴呆に対して偏見が込められていると思うか」という質問には「はい」が約30％、「いいえ」が約41％でした。「痴呆をほかの言葉に変更したほうがよいと思うか」という質問には「はい」と「いいえ」の回答率がどちらも約37％でした。「新しい呼称として適切な言葉は」という質問に対しては「認知障害」や「認知症」「ディメンシア(デメンシア)」「アルツハイマー病」「認知失調症」「もの忘れ症」などの呼称が挙がっていました。

　続いて、東京都福祉保健局高齢社会対策部在宅支援課の下川明美さんが、インターネット福祉改革モニターアンケートの結果を発表されました。そこでは約8割の方が呼称変更に賛同していました。改称の候補として一番多かったのは「認知機能症」でした。

　また、日本老年看護学会の中島紀惠子会長は「ホームページでアンケートをとったけれども回答者が少なかった。ただし、理事たちの意見としては『認知失調症』か『アルツハイマー病』がよいのではないか」と話されました。

　一方、「社団法人呆け老人をかかえる家族の会」代表理事の高見国生さんは「『痴呆』という呼び方の改称には大賛成だけれども、会の組織名を変更するつもりはない」との意見を述べられました。

――ヒアリングのあとはどのように進んでいったのでしょうか？

長谷川　国民からも広く考えを聞こうということになり、9月中旬から約1ヵ月間にわたり厚生労働省のホームページなどを通じて意見の募集を行いました。これに6,333件もの応募があり、国

民の皆さんの関心の高さを改めて感じました。そのパブリックコメントでは「『痴呆』という言葉に不快感や軽蔑した感じを受ける」という人が約半数を占めました。また、「痴呆」に替わる用語としては「認知障害」がトップで、「認知症」「記憶障害」と続きました（図4－1参照）。

● 『痴呆』という言葉についてどのような印象をもつか

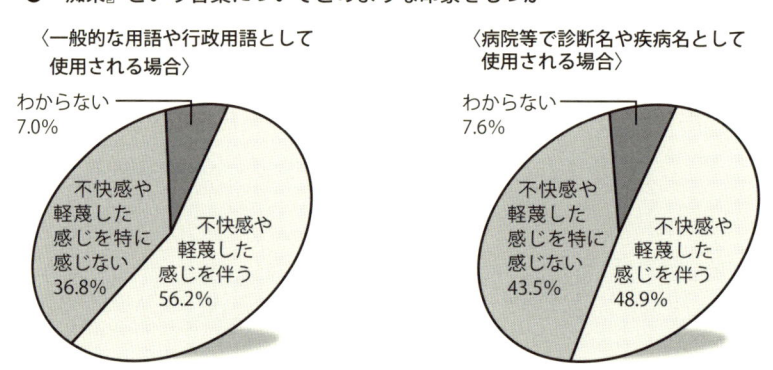

〈一般的な用語や行政用語として使用される場合〉
- わからない 7.0%
- 不快感や軽蔑した感じを特に感じない 36.8%
- 不快感や軽蔑した感じを伴う 56.2%

〈病院等で診断名や疾病名として使用される場合〉
- わからない 7.6%
- 不快感や軽蔑した感じを特に感じない 43.5%
- 不快感や軽蔑した感じを伴う 48.9%

● 『痴呆』に替わる用語として選ぶとしたらどれがよいか（無回答除く）

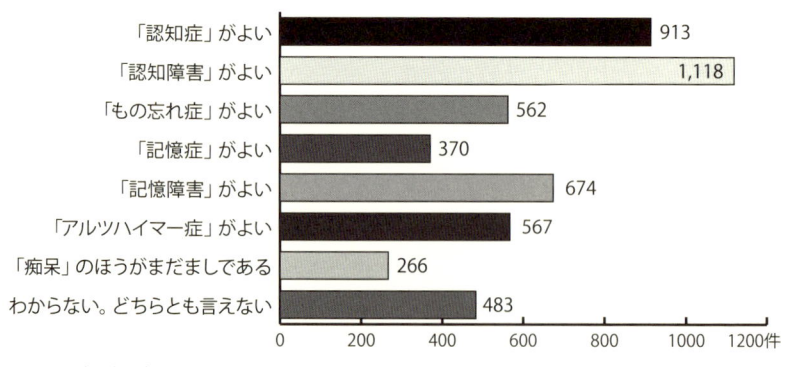

用語	件数
「認知症」がよい	913
「認知障害」がよい	1,118
「もの忘れ症」がよい	562
「記憶症」がよい	370
「記憶障害」がよい	674
「アルツハイマー症」がよい	567
「痴呆」のほうがまだましである	266
わからない。どちらとも言えない	483

＊ 2004（平成16）年9月13日～10月29日まで、厚生労働省ホームページで募集するとともに、介護関係シンポジウム会場等で調査票を配布・回収を行った。応募総数6,333件（無回答1,380件）

図4－1　「痴呆」に替わる用語に関する意見募集結果

これらを踏まえ、検討会は12月24日に、厚生労働省に最終報告書を提出しました。その要点は3つあります。第一に、「痴呆」という用語は軽蔑的な表現であるうえに、この疾患の実態を正確に表しておらず、早期発見・早期診断の取り組みの支障となっているから、できるだけ速やかに変更すべきということです。第二に、「痴呆」に替わる用語としては「認知症」が最適である。第三に、単に呼称を変更するだけでなく、疾患に対する誤解や偏見を解消する努力が必要ということです。

―― 一番目の「『痴呆』は軽蔑的な表現である」という部分についてもう少し詳しくお話しいただけますか？

長谷川　「痴呆」は明治時代に英語の「Dementia」を訳した医学用語ですが、「痴」には「愚か」「狂う」など、「呆」には「ぼんやり」とか「魂の抜けた」といった意味があります。したがって「痴呆」は「あほう・ばか」に通じるものがあり、侮蔑的な表現になっているので速やかな変更が必要であると結論付けたのです。

―― パブリックコメントでは「認知障害がよい」という意見が最も多かったようですが、最終的に「認知症」に落ち着いた理由は？

長谷川　新しい用語は、不快感や侮蔑感につながらないものであることはもちろんですが、一般の人々にわかりやすく、できれば短いもののほうがいいと考えました。それで「認知障害」「認知症」「もの忘れ症」「記憶症」「記憶障害」「アルツハイマー(症)」の6つに絞って国民に意見を募集したわけですが、医療サイドから「『認知障害』は精神医学の領域でこれまで多様に使われているので、これを採用すると精神医学全体に混乱を来す」との意見が

出され、検討会としては2番目に賛同が多かった「認知症」が最適との結論に至りました。

改称が高齢者と向き合い尊厳を支えるケアの実現の一助に

――「痴呆」が「認知症」という呼称になったことで、医療や介護の現場では、どのような変化が生じるとお考えでしょうか？

長谷川 かつて認知症患者が少ない時代には、私たち医療者が「あの方の治療はどうしようか」と話し合う程度でした。ところが今、認知症の患者は国民の高齢化とともに急増し、認知症を取り巻く環境は大きく変わりました。特に最近、それが著しいのです。それを象徴するのが、2003年6月に、厚生労働省老健局長の私的研究会である高齢者介護研究会から出た「2015年の高齢者介護」という報告書です。この中では「要介護高齢者のほぼ半数は痴呆の影響が認められるから、これからの高齢者介護は痴呆性高齢者対応でなくてはならない。しかも、"尊厳を支えるケア"でなくてはならない」と強調されています。尊厳を支えるケアをするためには、ケアスタッフは認知症の人と面と向かわなくてはなりません。つまり、「あの方」という三人称から「あなた」という二人称で接することが重要になってきたのです。

また、2004年秋に京都で開催された国際アルツハイマー病協会第20回国際会議において、国内外の認知症の患者さんたち自身が発言されたことが大きな話題になりました。海外から参加されたある患者さんは「私たちには残った機能がいっぱいあります。それはほかの人と何ら変わりません。私たちを普通の人のように扱っ

てください」と訴えました。これには大変なインパクトがあったと思います。

　このような時代の変化の中で、今回の改称が決まりました。それは、時代の変化に対応したといえます。ケアスタッフの方々は、「暴力、徘徊、恥ずかしい、不治の病」といった認知症に対するこれまでのマイナスイメージを払拭し、認知症という病気をもつ一人の人間として、患者さんに接する意識を今後は一層強くもってケアにあたっていただきたいと願っています。また、そうでなくては、改称した真の意味がありません。

――　高齢者が、例えば高血圧や糖尿病などの病気をもっていたとしても、その人が特別な人だとは思いません。それと同様に、認知症だからといって特別な人と見ることなく、尊厳をもった一人の人間として関わろうということですね。

長谷川　ええ、ぜひそうしてほしいと思います。厚生労働省も「2005年は認知症を考える1年にする」と宣言しています。今回の改称をきっかけに、尊厳ある認知症ケアとは何なのかを、職場の人たち、あるいは仲間たちともう一度よく話し合ってはいかがでしょう。

認知症の人とともに暮らす町づくり　2

　認知症になっても、住み慣れた地域で暮らしていけることが、認知症ケアの新しい風として起こりつつあります。2004年秋、京都で開かれた国際アルツハイマー病協会第20回国際会議で、その代表的な活動が報告されました。

　会議のおよそ1年前から「高齢者の尊厳を支えるケア」をキーワードとして「痴呆の人とともに暮らす町づくり」地域活動推進キャンペーン（その後、「認知症でもだいじょうぶ」町づくりキャンペーンとなる）を全国に呼び掛け、各地域での先進的な試みを募集したところ、約60事例の報告が寄せられました。その中から、さわやか福祉財団理事長の堀田　力氏を委員長とする選考委員会は奨励賞として4事例、特別賞として4事例を選出しました。そして、上記の国際会議で4奨励賞受賞者への授賞式と発表を行いました。この第1回で受賞された方を紹介しましょう。

　一人目の愛知県西春日井郡師勝町（現、愛知県北名古屋市）の横手　厚氏は回想法センターをつくり、高齢者の介護予防・認知症防止を目的にグループ回想法を行い、その効果を参加者との心理テストによって検証していました。リーダーの養成を行い、昔懐かしい生活用具を詰めた回想法キットを作成し、町ぐるみで継続的に取り組んでいました。

二人目の三重県桑名市の多湖光宗氏は、認知症対応のグループホームと子どもの保育を行う託児所を共通のデイルームで行えるようにし、宅幼老所として開設しました。食事、おやつ、学習、遊びなどの生活交流を続けると、高齢者たちと子どもたちの間に互いを名前で呼び合う「馴染みの関係」がつくられました。「ケアの受け手」が「ケアの与え手」にもなりうることで、お互いに指導し合い、世話をし合うことなどができ、高齢者たちは自信を回復し、生き生きとした暮らしが生まれました。
　三人目の福岡県大牟田市の大谷るみ子氏は、認知症研究会を立ち上げ、地域での啓発活動の試みとして、認知症についての絵本を作成しました。この絵本を使って市内の小・中学校で授業や地域認知症ケア教室を開催しながら、「町づくり」に欠かせない"大切なもの"を伝えています。絵本を読んだ子どもたちの感想文の一つを紹介します。
　「とてもかわいそうに思えた。認知症の人も家族も。忘れたり、忘れられたりするのは涙が出るほど悲しくなる。認知症になってもいつまでも家族の一員、大切にしたい」
　そして、最後ですが、四人目の滋賀県八日市市（現、東近江市）の小梶 猛氏は、定員８名のグループホームで、幼児保育、学童保育、子育て支援などを実施しています。幼児デイや学童デイを併設することにより、日常生活の中で地域の多様な人たちとの交流が自然なかたちでもてるようになりました。また、ボランティアを受け入れたことで、新しい視野からの地域への働き掛けが生まれました。その結果、民生児童委員、行政、そしてNPOが協力し

て、市内の 200 ヵ所に近い町内会で認知症理解のための研修会が立ち上げられ、地域福祉の視点から町づくりに発展する動きとなっています。

　「認知症の方の尊厳を支える町づくり」というと、つい深刻に考えてしまい、眉間にしわを寄せて努めるという感がありますが、そうではなくて、楽しく取り組んでいく、認知症の人と肩を並べて生きていくというあり方が、上記の 4 報告に代表されるように、他の地域から応募のあったどの報告にも見られました。これらの活動は、これからの認知症ケアは家族だけではなく、私たち一人ひとりが関わっていく町づくりに発展していくことを示していました。

「『認知症でもだいじょうぶ』町づくりキャンペーン」の発展

3

　近年、認知症を取り巻く現状やその課題が、従来にも増して多くの関心を集めています。もはや認知症は特殊な病気や、ごく限られた人々の疾患ではありません。認知症についての正しい理解やケアを身につけることは、世界有数の超高齢社会に生きる私たち日本人にとって、いわば"現代の生活常識"といっても過言ではないでしょう。

　「『認知症でもだいじょうぶ』町づくりキャンペーン」は、2004年10月に「『痴呆の人とともに暮らす町づくり』地域活動推進キャンペーン」として、「国際アルツハイマー病協会第20回国際会議・京都2004」の中で発表され、マスコミを通じてその活動は広く全国に伝えられました。その反響は私たちの予想をはるかに超え、認知症を取り巻く諸問題が地域にとっていかに大きな課題として受け止められているかを改めて痛感しました。

　その後、「痴呆」から「認知症」へと呼称が変更されて、全国各地で認知症ケアへの多彩かつ多様な取り組みが次々と広がっており、本キャンペーンが始まった数年前と比較したとき、その急激な変化には感慨深さを通り越して、ある種の驚きすら感じています。

　厚生労働省が提唱し、さわやか福祉財団理事長の堀田　力氏が議長となった「認知症になっても安心して暮らせる町づくり100人

会議」が推進する「認知症を知り 地域をつくる」キャンペーンが、2005年度より始まりました（図4－2参照）。「認知症サポーター」を100万人養成し、認知症の人たちの「本人ネットワーク」を支援し、本人や家族の力を活かしたケアマネジメントを推進するといった取り組みを行うほか、本キャンペーンの名称を「『認知症でもだいじょうぶ』町づくりキャンペーン」と変え、そうした町づくりを主要な取り組みの一つと位置付けています。

第1回のキャンペーンのときから引き続き堀田力先生に地域活動推薦委員会を運営していただき、2006年度も8つの地域活動を「町づくりキャンペーン賞」として推薦し、2007年3月に発表会を開催しました。発表会では、グループホームの入居者が地域の一員として子どもの登下校時の安全を守る「安心見守り隊」の取り組み（富山県富山市）や、「認知症の高齢者も先生！ 校舎のない学校」の取り組み（岐阜県池田町）、あるいは「地域ぐるみで取り組む認知症者の権利擁護（悪徳商法対策、やすらぎ支援事業、福祉後見サポートセンター）」の取り組み（三重県伊賀市）などが紹介されました。

これまでの3回のキャンペーンで合計約160の応募があり、応募された方々は日本全国にわたります。全国で行われている点の活動が面になって、認知症になっても安心して暮らせる町が、やがて日本全国に広がることを念願しています。

「認知症になってもだいじょうぶ」町づくりキャンペーンの内容は、www.dcnet.gr.jp で見ることができます。

第 4 章　認知症施策と私の考え

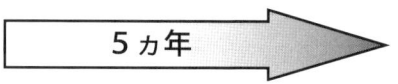

| 2005 | 06 | 07 | 08 | 09 | 10 | 11 | 12 | 13 | 2014 |

5ヵ年

・認知症を理解するサポーターが100万人
・かかりつけ医を中心とした医療ケアチーム
・助け合い、ケアのネットワーク
・モデル地域の創出

10ヵ年

・認知症の人が安心して暮らせる地域（町）が全国に広がる

＊ 2005（平成17）年4月の厚生労働省資料
「認知症を知り 地域をつくる10ヵ年」構想より一部抜粋・編集

図4－2　「認知症を知り 地域をつくる」キャンペーンの目標

認知症対応の地域診断とマップ作り　4

　アルツハイマー型認知症の父親が外出したまま道に迷ってしまい、家に帰れなくなった状態が続きました。この病気の特徴である見当識障害のためです。介護をしていた家族は、近所の人たちに父親を見掛けたら知らせてもらうように頼んでいましたので、人々の連絡で何度も助けられました。

　これがきっかけになって、認知症の人たちを支え合う自主グループが作られました。このような活動が、認知症の人を皆で助け合う地域ケアの始まりといってよいでしょう。

　私が名誉センター長を務める認知症介護研究・研修東京センターでは、杉並区や地区医師会の協力をいただいて、認知症になっても安心して暮らせる町づくりを進めています。2006年4月に介護保険制度が見直されたことで地域密着型サービスが強化され、地域包括支援センターが新設されるなど、地域ケアへの取り組みが始められたことが私たちの活動を促進しました。

　認知症対策の第一歩は早期診断ですが、これには医療サービスが必要です。また、地域包括支援センターをはじめとする福祉・介護サービスを利用できることなども必要になります。ところが市民は相談や診療に行く場所を必ずしもわかっていないことが、バリアの一つとなって対応が遅れてしまいます。

そこで私たちは、自分の住んでいる地域のどこに医療や介護サービスなどがあるのかを明示する目的で、地域のサービス資源の地図を作りました。これが「地域資源マップ」（図4-3参照）といわれるもので、このマップを利用した認知症の人への支援など、すでに先駆的な試みがなされています。図4-3は杉並区のある地域をモデルにしてつくった地域資源マップです。認知症の診療を受け入れるクリニック、地域包括支援センター、グループホーム、総合病院、特別養護老人ホームなどの所在が地図に示されています。そして、この地図の下には、それぞれのサービスの住所と電話番号なども記載されています。

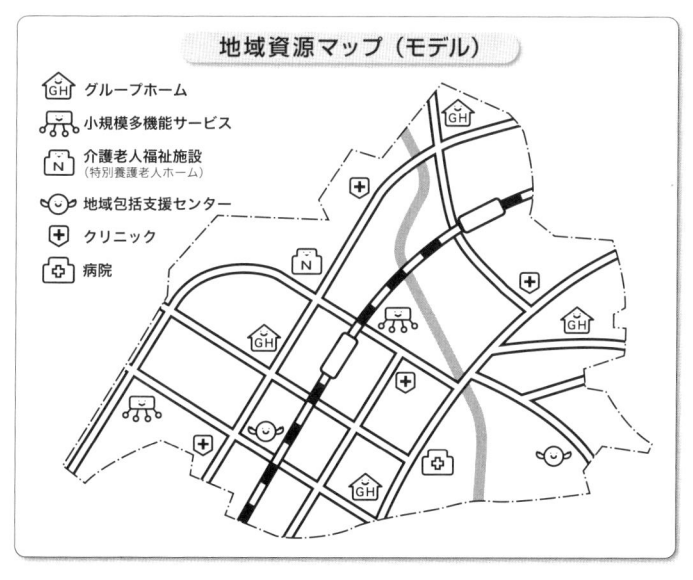

「Dementia Care Support」2008年Winterを基に作成

図4-3　地域資源マップ

しかもこのマップは、市民によって構成されているNPO法人が中心になって作り上げました。このことが非常に大切です。行政サイドや研究センターは市民に協力してお手伝いをするという立場でした。このマップは災害や緊急の場合にも、市民の役に立つことと思います。地域資源マップ作りが出発点となって、各サービスの連携が強化され、認知症になっても安心して暮らせる町づくりに発展していくことを期待しています。

認知症ケアで大切なこと
— 今再び考えよう

5

　2009年春、新型インフルエンザの流行に関心が集まりました。国を挙げての対応は次第に効果を上げましたが、ふと、認知症の人が感染し重症化した場合、受け入れる病院はあるのかという懸念をもちました。このような感染症を含めた、急性身体疾患に罹った認知症の人たちへの対応を考えることは緊急の課題です。

　2008年7月、厚生労働省は「認知症の医療と生活の質を高める緊急プロジェクト」を公表しました。その中で、認知症に対する適切なケアの普及と、本人、家族への支援を柱の一つに掲げました。なかでも地域に認知症疾患医療センターを設置し、地域包括支援センターと緊密な連携を図り、地域医療・福祉・介護のネットワークを強化することを提案しています。地域密着型のケアが普及しつつある中で、医療と介護の連携はいまだ発展途上といってよいでしょう。一人暮らしの高齢者が増加しつつある現在、今後の地域ケアは最重要課題です。

　こうした現状にあって、認知症ケアで大切なことは何か考えてみましょう。

　第一は、明確な理念をもつことです。理念とは、いつでも、どこでも、そしてだれが介護にあたっても共通する考え方、捉え方です。それは認知症の本人のニーズに基づいたケアであり、介護

する側の都合ではなく、本人を中心としたケア（第2章「私とパーソンセンタードケア」参照）です。当事者である本人の内的体験を重く見るケア、その人の物語を大切にするケアとも表現されます。ほかにも多様な表現が生まれてくると思いますが、それぞれのケア現場で考えてみることもよいことだと思います。今後、多様な状況が私たちの周りに起こってきても、認知症の本人のケアについて共通した視点をもっていることは非常に重要です。

　第二は、認知症ケアの条件としてゆっくりとした時の流れが必要なことです。若年でアルツハイマー型認知症になったクリスティーン・ブライデンさんがケアの要望として挙げたのは「ゆっくりとしたペースで話してください」でした。そこでは「待つこと」が求められます。本人から返事があるまで待つことです。待つことは時間をその人に差し上げることです。神様は私たちに健康や資産、才能、食物、家族、友人などを与えてくださいました。そして、時間も与えてくださったのです。しかし、私たちが生を終えて幽明境を異にするときには、これらは置いていくことになります。しかし、時間だけは死ぬまでに使い果たしていきます。ですから私たちにとって一番大切なものです。その大切な時間を他者に与えることがケアです。自分にとって貴重な時間を贈り物にすることができるケア職とは、誇りをもってよい職業だと思います。

　第三は、認知症ケアには馴染みの空間が大切だということです。認知機能が低下した人が生活するうえでは、馴染みの空間や環境のほうが適応しやすいことは明らかです。また、介護する私たち

もケア環境の中に含まれますが、認知症の人にとっては、昨日は馴染みになった私たちと今日はまた"初めまして"の関係になり、馴染みの環境ではなくなるかもしれないのです。それを超えるものは、温かいまなざしと微笑みでしょう。認知症の人にとってケア職のあなたは、頼りにされている人であると思ってください。

　これからの認知症ケアは、本人が安心して暮らせる町づくりが基盤になるでしょう。市民一人ひとりが自分のこととして認知症のことを知ることは、その第一歩です。介護専門職の中には、こうした地域づくりにも関心をもって力を尽くし、想いを尽くして努力されている方々が輩出しています。こうした認知症ケアの新しい流れは、私たちの新しい希望です。

オレンジプランが示す これからの認知症ケア

6

　一昨年（2012年）、この原稿を執筆していた夏のことですが、まだ猛暑の日が続いていました。認知症の高齢者が熱中症のために、だれにも看取られることなく逝去されたことをニュースで知りました。多様な原因や状況があったとは思いますが、"認知症になってもだいじょうぶな地域"はいまだ実現されていないことを実感しました。

　人口の高齢化がさらに進行している現在、認知症高齢者は462万人と推定され、さらに、軽度認知障害（MCI）の人が400万人といわれています（厚生労働省研究班2012年調査研究より）。認知症への対応はまさに本番を迎えている現状です。そこで、厚生労働省は「認知症施策推進5か年計画（オレンジプラン）」の中で、2013（平成25）年度より認知症地域ケアの核として、次の二つの対応を進めていくことになりました。

① **認知症初期集中支援チーム**

　　地域包括支援センターなどに設置するもので、看護師や作業療法士などの専門職が認知症ご本人の自宅を訪問し、アセスメントや家族・介護者への支援を行うなどの役割を担うものです。

② **身近型認知症疾患医療センター**

　　（2013年8月に認知症医療支援診療所と名称を変更）

身近型認知症疾患医療センターの認知症専門医などが、自宅、一般病院、介護施設などを訪問し、かかりつけ医との連携などを含め、診断・治療などの地域在宅医療を進めるものです。

　要するに現在を含めた従来の在宅介護・医療サービスは、地域包括支援センターや認知症疾患医療センターに認知症のご本人や介護家族が出掛けていってサービスを受けているのに比較すると、オレンジプランでは、認知症のご本人や家族のところにそれぞれ必要な専門職が訪問してサービスを提供する仕組みを考えており、まさにサービスの宅配（専門用語でアウトリーチ）を目指しているところが画期的といってよいでしょう。
　ところで、この新しい制度の基底には、地域ケアと町づくりがあることに注目したいのです。そのためには地域での医療と介護との連携が求められます。言葉だけの連携ではなく、心の通った連携をもつことです。認知症の人と家族を中心としたパーソンセンタードケアの理念に根差した連携が求められます。これは決して他人事ではなく、市民一人ひとりが自分のこととして認知症を知り、お互いに支え合う意識をもつことです。このことが認知症ケアの基盤としてつくられていくのです。これが認知症になっても安心して住み慣れた地域で暮らしていくことができる町づくりにつながります。これこそが私たちの目指す新しい文化をつくることになると思います。
　医療や介護の専門職の方々には、この連携の中核となっていただくことが期待されています。

認知症の地域ケア
― 今とこれから

　超高齢社会にあって、認知症の人を地域で支えていくことが今、課題になっています。介護保険が導入された理念は、高齢者の介護に社会が責任をもつことでした。そして 2005 年、「認知症を知り地域をつくる 10 ヵ年」キャンペーンが始まりました。市民のサポーターを養成し、お互いを支えて、認知症になっても大丈夫な町をつくることが最終ゴールです。サポーターはオレンジリングを付けますが、その人数が 2012 年度末には実に 330 万人に達し、その後 2014 年 6 月 30 日には、500 万人を超えました。さらに 2013 年度には「認知症施策推進 5 か年計画」であるオレンジプランがスタートしました。これにより医療・介護の人材育成や、若年性認知症施策などが強化されるとともに、認知症初期集中支援チームや身近型認知症疾患医療センター（2013 年 8 月より認知症医療支援診療所と呼称）がつくられ、早期対応と早期診断・治療が在宅サービスに加えられるなどしました。
　しかし、これらのサービスが認知症の本人の生活を支えていくためには、市民の互助が必要条件になることは明らかです。オレンジプランによって医療と介護サービスが在宅の高齢者に宅配されていくことになっても、そこには一人ひとりの生活を支えるシステムが構築されていることが必要になります。

これから平均寿命が長くなって、90歳以上の高齢者が増加することは明らかです。90歳以上ですと認知症の有病率は約60％になります。しかも、配偶者は逝去されていて独居の状態という人が多くなるでしょう。その場合には、向こう三軒両隣に住む市民が支えることになると思います。互助です。これは短い言葉ですが、実際にはなかなか大変な務めです。もちろん一人ではできません。認知症の高齢者は合併する身体疾患（高血圧、脳血管障害、糖尿病、心疾患、腰痛症、胃腸障害など）をもっていますから、食後3回の服薬などを必要とする方も多いことでしょう。さらに、適切な衛生管理、冷蔵庫の中味のチェックや補充、ゴミ出し、週1回あるいは月1回の通院、年金取得のために金融機関に行くことなど暮らしに必要なことへのフォローのため、複数の人々でのチームによる支援が必要です。チームが1ヵ月に1回は集まり、ケアマネジャーがコーディネーターになり、地域ケア推進員、民生委員たちにサポーターとしての役割を確認することが大切です。そして、これが何年も続くことが予想されるのです。
　支援は長く大変かもしれませんが、高齢者はそれぞれユニークな自分史をもっています。この世に生を受け、幼少時から人の絆の中で育てられ、多様な教育や訓練を受け、成年期で家族をつくり、社会に貢献してきた人たちですから、だれも代行できない個別性をもっているのです。ここに人の生きてきたことの尊厳性（dignity）があり、高齢者ことに認知症の高齢者は、温もりのある人の絆によって生き生きとした暮らしを続けていく可能性をもっています。認知症の人を大切にケアすることこそが、世界一の長

寿国・日本に与えられている希望の文化だと思います。このことは今後の日本を支える若い世代にとっても明るい希望になるでしょう。

　世界各国ことに近隣のアジア諸国はこれから高齢化を迎え、認知症の対策を推進することになるでしょう。日本の高齢者対応ことに認知症対策について注目しているに違いありません。私たち一人ひとりの努力が期待されています。特に医療・介護関係の専門職の人たちには、各地域における中核になって在宅ケアを充実させていく責務を担うことが期待されているのです。

第 5 章

私が認知症に出会うまで

精神科医を目指す

1

　私は愛知県春日井市に1929年に出生し、実家は農家でした。実父は銀行員であり転勤が多かったので、私は小学校を3回も転校しました。第2次世界大戦の戦災を体験したあと、疎開先の春日井市で天皇陛下の終戦の放送を聞きました。1947年に愛知県立小牧中学校を卒業し、東京慈恵会医科大学に入学しました。学生のころから精神医学に興味をもっていました。身体と精神とは切り離せないものだから、その両方を診る医師である精神科医になりたいと自分の将来を決めていました。

　1948年の初冬、私は19歳で、日本はアメリカ進駐軍の支配下にありました。敗戦という暗い社会状況の中で、国民はそれまでの生活基盤も精神的なよりどころも失って、生きること食べること自体が大変でした。「何のために生きていくのか？」と友人と討論しても、自分で答えが見つかりません。そして、年の暮れ近くになって迷いに迷ったあげくに、通学途中にあった小さな教会の牧師館を訪ねました。こたつのある一室で初老の溝口牧師に「よく来ましたね」と迎えていただきました。私の訪問した理由も何も聞かれませんでした。ただ穏やかな微笑で迎えてくださったのです。それから、礼拝に出席してみて、そこに集う人たちの祈りの姿に強い感銘を受けました。そして、新約聖書を通読すること

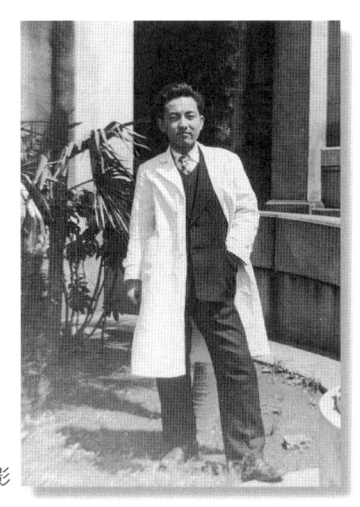

1951年に東京慈恵会医科大学にて、
医学部3年生のとき。臨床実習の合間に撮影

を勧められたのです。「理解できないところは飛ばしていいから何回も読め」と教えられました。

　五日市市での修養会などに出席して、やがて1949年の復活祭の日に洗礼を受けました。その数年後のこと、戦前から布教活動をしていたフィンランド宣教師団が戻ってきて、同じ敷地内で活動を始めました。当然のことながら溝口牧師は、その宣教師団に復帰されました。そこで私の属していた東京池袋教会は、所属する日本キリスト教団から新しい牧師を迎えたのです。そのため、溝口牧師とはお目にかかる機会がしばらく失われていました。ところが、溝口牧師ががんにかかり、退院して自宅で療養されていると伝え聞きました。私はすぐに教会の牧師館に伺いました。先生はベッドの上で、いつものやさしい微笑を浮かべて迎えてくださいました。私は先生のベッドにひざまずいて「先生……」と

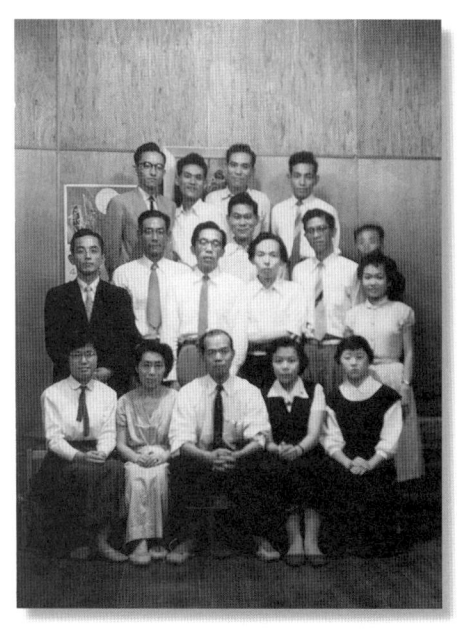

1956年、日本キリスト教団　東京池袋教会にて、加藤牧師夫妻を中心に（最後列左端が筆者）

言ったきり言葉が続きませんでした。先生は"主は一人、信仰は一つ（エフェソの信徒への手紙4章5節）"を引用され、離れていても一つの信仰によって結ばれて一人の主を仰いでいることを教えてくださいました。そのときです。白い光がさーっと射してきて、先生と私とが光に包まれました。私はただ心が砕かれたようになりました。まもなく、私は教会の青年会長になり、日曜学校の教師として、奉仕をするようになりました。

　1954年、私は慈恵会医科大学の精神科教室に入局しました。父は大反対でしたが、5年間ほどの時間をかけてなんとか説得して、やっと承認してもらいました。講座の主任は高良武久教授で

した。初代教授の森田正馬先生の直弟子になります。この講座で、主に神経症や森田療法について学びました。高良教授は高田馬場駅の近くで、神経症専門の病院・高良興生院を運営されていました。そこは神経症に悩む人を対象にしており、患者さんは4〜5棟の日本風の家屋に入院していただき、先生も同じ敷地に住居を構え共に暮らし、もっぱら心理療法や作業療法、あるいはレクリエーション療法などを続けるというユニークな治療法（森田療法）を行っておられました。

アメリカ留学により
国際性を身につける

2

　精神科医になって2年目の1956年、私はIBC国際キリスト教連合による留学生試験に合格し、アメリカへ2年間の留学をしました。そこで最初の1年6ヵ月は、ワシントンD.C.にある連邦立聖エリザベス病院で精神科のレジデント（研修医）として勤務しました。この聖エリザベス病院は1855年にワシントン市を一望に見渡す高台（Congress Hights）に創設され、7,500床を有し、職員は2,500人でした。その敷地は欧州のモナコ公国に匹敵する面積だといわれており、「interpersonal theory」を提唱したことで有名なハリー・スタック・サリヴァン（H.S. Sullivan）が精神分裂病に対する精神療法を始めたところであり、Neo-Freudianの学風が強いところでした。心理的アプローチが盛んであり、病院全体を治療的環境として発展させる努力がなされていました。各種の専門病棟が敷地内に点在しており、レジデントは一定の期間、さまざまな病棟での研修を受けました。

　私は最初の6ヵ月、ウイリアム.A.ホワイト サービスという5階建ての病棟に配属されました。急性期と慢性期の中間の時期にある約500人の患者さんが入院していました。ペティ博士が責任部長でした。この病院の医療職は日本と同様に白衣を着ていますが、精神科医は平服（普通の背広かYシャツ）です。

ジャック　ゲイムス（Jack Games）は私と同じ研修1年生でした。建物の東と西に50床ずつの病棟があり、彼と私の2人で午前と午後とに分担して回診したのですが、閉鎖病棟なので鍵を開けると患者たちがわっと集まってきました。大部分は統合失調症（当時は精神分裂病）の人たちであり、初めのうち私は看護詰所にたどり着くまで不安でいっぱいでした。看護師たちは私のことを日本人留学者ではなく一般のドクターとして見ていて、全く差別はしませんでした。そして、そのときどきの患者の訴えや不安定な状態などについて報告してきました。ところが私には言葉のハンディがあって、何を話しているのかわからないのです。そこでカルテを取り寄せて、なんとか理解するように努力して、投薬すべき薬の調整をするなどの指示を出していました。

　次の6ヵ月で配属されたのは老人病棟でした。当時のアメリカ精神医学会による診断基準はDSM-Ⅱ（現在はDSM-Ⅴ）といわれており、大部分の人は高齢期の認知症でしたが、慢性脳症候群という診断名が使われていました。

　さらに次の6ヵ月は日本の医療刑務所にあたる、罪を犯した経歴をもつ精神障害者の病棟に配属されたのです。そこは188床の病棟で、Howard Hallと呼ばれており、建物の周囲はコンクリートの壁で囲まれていました。その病棟の患者は全米から紹介されてここに来た、殺人などの重い罪を犯した精神障害者でした。彼らには同性愛や児性愛（ペドフィリア）などの性犯罪者も含まれていたため、その病棟では薬物療法のほかに専門医による精神分析療法などが行われていました。

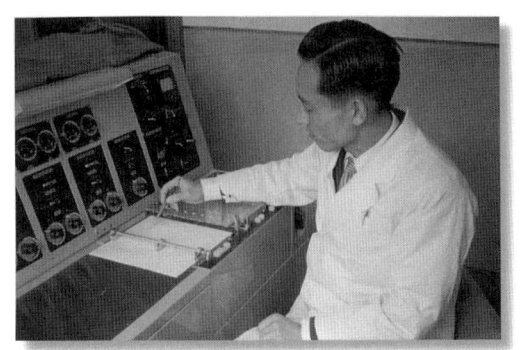

1958年、アメリカ留学したジョンズ・ホプキンス大学病院にて。脳波記録の実習中

　最後の6ヵ月は、ボルティモア市のジョンズ・ホプキンス大学病院脳外科教室の脳波室で、臨床脳波の研修を受けました。

　この2年間の留学体験は、言葉の不自由さがハンディになって挫折を何回も繰り返しましたが、それも少しずつ乗り越えていくことができ、国際的な視野をもつことができたことから、その後の私のキャリアに大きな影響を与えました。

新福先生との出逢い 3

　1958〜1960年、私は2回目のアメリカ出張を体験しました。このときはカリフォルニア大学医学部サンフランシスコ神経内科で脳波を中心とした研究を行い、成果を上げ、一流専門誌に筆頭著者として論文を発表しました。そして、東京慈恵会医科大学の精神神経科に戻り、てんかんの専門医となりました。

　私の大きな転換となったのは、1968年ごろのこと、1966年から新しく慈恵医科大学の教授になられた新福尚武先生の指導を受けて、高齢者の精神医療の領域に入ったことです。39歳のときでした。当時、私たち教室員がよく集まっていた部屋の隣が教授室でした。私が出勤してまもなく、隣のドアが開閉するバタンという音がします。すると、5分もしないうちに再びバタンというドアの音がし、廊下に出てみると、新福先生が病棟に向かっておられる姿が見えるのでした。入院患者さんの様子を病棟医長でもあるかのように、よく知っておられました。先生は多くを語らない方でしたので、教室員はその背中を見て臨床の大切さを学んだと思います。

　新福先生はしっかりした精神病理学の知識をおもちだったうえに、森田療法を中心とした精神療法についても深い理解と洞察をもっておられました。さらに、躁鬱病（現在は、双極性障害とい

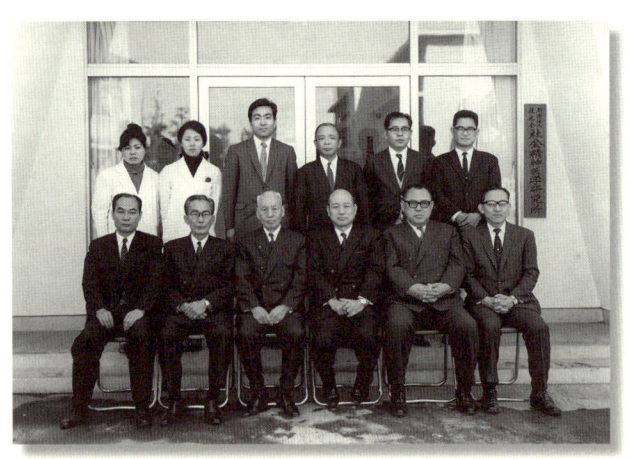

1970年ごろ、船橋市の社会精神医学研究所にて
（前列の左端より4人目が新福尚武先生、右端は筆者、
後列の右端より2人目が大原健士郎先生）

う）を中心とした生化学的な研究に加えて、老年精神医学の先駆的な業績をも積まれていました。ある人が私に「長谷川先生は大変ですね。自分の前に新福先生という大きな山を目にして、それを越えることが弟子の務めなのですからね」と言われたことがありました。まさに学問を継承することとともに、師を追い越すことが求められているのだと覚悟したものでした。

　新福先生には、学問の幅広さだけにとどまらず、人間としての幅の広さがありました。先生の着任間もないころ、教授方が医局の野球試合に出場されたことがありました。新福先生もユニフォーム姿になって、卒業して間もない若い教室員を相手に白球を投げられ、私たちはそのお姿を見て驚いたものです。そのほか、テニスやゴルフ、囲碁などもたしなまれて、その時々を常に没頭され

て楽しく過ごされていました。また、一般市民を対象にした啓発的な講演に出掛けられたときは、そばで拝聴していた私に照れくさそうな微笑を浮かべられながら、実に明快でわかりやすい内容の話をされていました。こうした先生のいくつかの「顔」に触れて、私はますます先生を人生の良き師として仰ぐ幸福を感じていました。

　なかでも私が身に染みてありがたいと思っていることは、臨床の事実や日常の業務などについて本質的に重要なことは何かということを常に求めていく姿勢を学ばせていただいたことでした。新福先生のこの考え方は名著『新精神医学』の随所に見受けられます。このことは、その後の私にとって、目に見えない貴重な資産になったと思います。

長谷川式簡易知能検査スケールの誕生　4

　1968 年、東京都内にある老人ホームの利用者に対して、健康状態の調査をすることになりました。たまたま内科医の紹介で足立区にある足立老人ホームを知り、ホーム長の近藤 明氏の協力をいただいて、ホームの利用者である高齢者たちの健康診断を始めることになりました。そのときに私は初めて認知症の人を診断することになりました。病院や診療所で診断をするのとは違って、高齢者たちが暮らしているホームの中で認知症の見立てをしていく場合には、何か工夫が必要になりました。そのとき、新福先生が「長谷川くん、認知症の見立てをするときに昨日と今日とでブレがあってはいけない。一定の基準をもつことだ。つまり、ここまで記憶力や判断力が下がったら認知症と判断できるというようなスケール、物差しを作りなさい」と指導されたのです。そこで私が作ったのが、長谷川式簡易知能診査スケールです。
　当時、標準化された認知機能の評価尺度はなく、アメリカのゴールドファーブ（G. I. Goldfarb）が点数化された簡単な問診表を報告するにとどまっていました。私たちは専門医が診断をするために必要と思われる質問項目を作り、正答ならば得点を与えるように結果を数量化できるスケールを作りました。だれも試みて

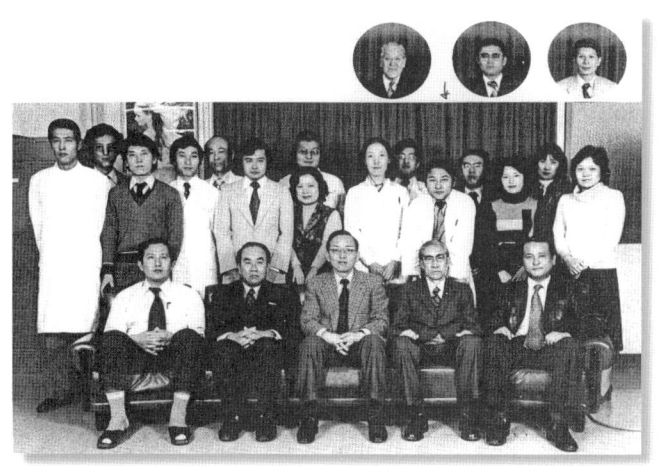

1979年3月、聖マリアンナ医科大学神経精神科教室にて
（前列中央が筆者）

はいなかったことであり、私は作ったあとも不安でしたが、実際に使ってみると、一定の期間で多くの方々を調べさせていただくうえでは、とても役に立つことがわかりました、だれが検査を行ってもほぼ同じ結果が出ることから、認知症の診断に客観性が生まれたことは一つの発見でした。そして、施設の高齢者に行っていた設問のうち11個を選び、長谷川式簡易知能評価スケールとして1974年に専門誌に公表しました[1]。作家有吉佐和子の有名な小説『恍惚の人』が1972年に出版されてベストセラーになったことも契機になって、認知症が世間の関心を集め始めた時代でした。また、私は1973年に新設された聖マリアンナ医科大学に神経精神科教授として同年に赴任し、その後、学長、理事長を歴任しました。

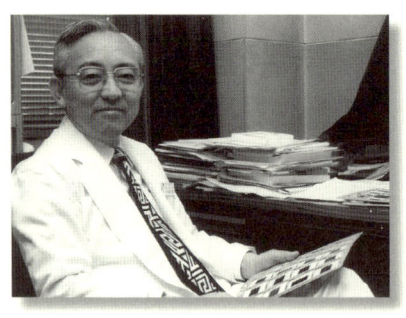

1983年ごろ、聖マリアンナ医科大学神経精神科主任教授のとき

　ちなみに国際的にも広く用いられているミニメンタルステートテスト（MMSE）は、HDS に 1 年遅れた 1975 年に、アメリカのフォルスタイン（Folstein）により発表されています[2]。

　HDS は質問項目の難易度に応じて各項目の配点に重み付けをしたことが特徴です。臨床心理士の井上勝也氏（のちの筑波大学教授）と守屋國光氏（のちの大阪教育大学教授）によって、本スケールの標準化がギルフォード法によって行われた結果、満点は 32.5 点となり、4 段階評価がなされ、10 点以下を痴呆（認知症）と評価しました（表 5 − 1）。痴呆（認知症）の診断を数量化した試みは、一般臨床医に対しても痴呆（認知症）のスクリーニング診断への扉を開いたことになり、本スケールは広く用いられるようになりました。

　1980〜1990 年代のころか、恩師（新福尚武先生）のご長男である新福尚隆先生が厚生省（当時）から出向して WHO のマニラ支部に勤務されておられました。そのとき私は先生の推挙により、temporary officer として中国北京大学に 2 回ほど同行させてい

ただきました。そして、当時の中国ですでに HDS が使用されていたことを見て驚きました。

しかし、HDS の設問の中には、太平洋戦争の終結日や総理大臣の名前を問うような、その時代や場所に特定されがちな culture bound の設問を culture free にするために、また施設老人を特定した設問から一般老人にも使用可能な設問にするために、1991年

表5-1　長谷川式簡易知能評価スケール（HDS）

No	質問内容	誤答	正答	配点
1	今日は何月何日ですか？ （または）何曜日ですか？			0　3
2	ここは、どこですか？			0　2.5
3	年齢は？			0　2
4	最近起こった出来事（ケースによって、特別なことなどを周囲の人たちからあらかじめ聞いておく）からどのくらい（何ヵ月）経ちましたか？　あるいはいつ頃でしたか？			0　2.5
5	生まれたのはどこですか？（出生地）			0　2
6	太平洋戦争が終わったのはいつですか？			0　3.5
7	1年は何日ですか？ （または1時間は何分ですか？）			0　2.5
8	日本の総理大臣は？			0　3
9	100から順に7を引いてください （100－7＝93、93－7＝86）			0　2　4
10	数字の逆唱（例：6－8－2、3－5－2－9を逆に言ってください）			0　2　4
11	5つの物品テスト（例：タバコ、マッチ、鍵、時計、ペン；老人に物品の名前を1つずつ言いながら並べてみせ、それらを隠して何があったかを尋ねる）			0　0.5　1.5　2.5　3.5
			合格得点	

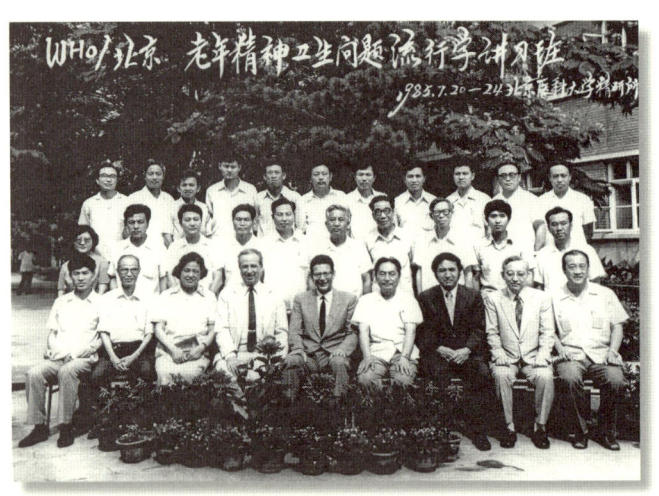

1985年、WHO顧問として行った北京医科大学にて
（前列の右端より2人目が筆者）

に改訂しました。改訂長谷川式簡易知能評価スケール（表5－2）は不適切な項目を除き、遅延再生や言葉の流暢性を評価する設問を新しく加え、また設問数をなるべく少なくしようとHDSの11問から9問に絞りました。設問の選定にずいぶん迷ったために時間がかかり、協同研究者で臨床心理士の加藤伸司氏（現、東北福祉大学教授）から、自分もスケールの妥当性などを調査したいので早く選定してほしいという催促が何回もあったことを想い出します。ある研究会で私の演題発表のあと座長から「長谷川式スケールを変えると聞いていますが、どのように変えるのですか」と質問され、「それは企業秘密です」と返答をお断りすると大爆笑でした。あるいは「勝手に変えてもらっては困ります。1年前にHDSで評価したケースをもっていますから……」と真剣に詰問された

表5－2　改訂長谷川式簡易知能評価スケール（HDS-R）

No.	質問内容		配点	記入
1.	お歳はいくつですか？（2年までの誤差は正解）		0　1	
2.	今日は何年の何月何日ですか？　何曜日ですか？（年月日、曜日が正解でそれぞれ1点ずつ）	年	0　1	
		月	0　1	
		日	0　1	
		曜日	0　1	
3.	私達が今いるところはどこですか？ 自発的に出れば2点、5秒おいて、家ですか？　病院ですか？　施設ですか？　の中から正しい選択をすれば1点		0　1　2	
4.	これから言う3つの言葉を言ってみてください。あとでまた聞きますのでよく覚えておいてください。 （以下の系列のいずれか1つで、採用した系列に○印をつけておく。） 　1：a) 桜　b) 猫　c) 電車　　2：a) 梅　b) 犬　c) 自動車		0　1 0　1 0　1	
5.	100から7を順番に引いてください。 （100-7は？それからまた7を引くと？と質問する。 　　　最初の答えが不正解の場合、打ち切る。）	(93) (86)	0　1 0　1	
6.	私がこれから言う数字を逆から言ってください。 （6－8－2、3－5－2－9） （3桁逆唱に失敗したら打ち切る。）	2－8－6 9－2－5－3	0　1 0　1	
7.	先ほど覚えてもらった言葉をもう一度言ってみてください。 （自発的に回答があれば各2点、もし回答がない場合、以下のヒントを与え正解であれば1点） 　a) 植物　b) 動物　c) 乗り物		a：0　1　2 b：0　1　2 c：0　1　2	
8.	これから5つの品物を見せます。それを隠しますので何があったか言ってください。 （時計、鍵、タバコ、ペン、硬貨など必ず相互に無関係なもの。）		0　1　2 3　4　5	
9.	知っている野菜の名前をできるだけ多く言ってください。 答えた野菜の名前を右欄に記入する。 途中で詰まり、約10秒待ってもでない場合にはそこで打ち切る。 5個までは0点、6個＝1点、7個＝2点 8個＝3点、9個＝4点、10個＝5点		0　1　2 3　4　5	

満点：30点
カットオフポイント：20／21（20以下は認知症の疑いあり）

合計得点

こともありました。

　こうした話題性をもたらしながら改訂した HDS-R は、改訂以来20年が経過していますが、ますます全国に普及して、現在に至っています。2004 年に痴呆が認知症に改称され、最近では「長谷川式認知症スケール」と呼ばれています。本スケールの信頼性、妥当性などを検討したところ、カットオフポイントを 20/21 に設定した場合、弁別力が最も高くなり、感受性が 0.90、特異性は 0.82 でした。そこでスクリーニングテストとして総得点は 30 点とし、20 点以下を認知症の疑いと判定することにしました。

　設問の9項目は、認知機能のうち何をどう評価しようとしているのかという目的をもって選定してあります。単に得点数だけでなく、どの機能が低下しているのかにも注目していただきたいのです（表5－3）。第1問は記憶、第2問は日時の見当識、第3問は場所の見当識、第4問は即時再生、第5問は計算力と注意力、第6問は記憶と注意力、第7問は遅延再生、第8問は記銘力、第9問は言葉の流暢性を検査するものです。施行時の注意点として、特に間違えやすいのは第5問で、100 から7の引き算を 93 と正解したとき、「それからまた7を引いてください」と質問します。被験者は 93 という初めの答えを記憶のネットワークに保持しながら引き算をするという、同時に二つの作業を求められています。認知症になると注意を集中させることも困難になりますが、同時に注意を分割させる能力も低下します。なお、初めの答えを正解できた次に「93 からまた7を引いてください」と言ってしまうことがありますが、これは質問の仕方が間違っています。

表5-3　実施にあたっての注意と判定方法

1	満年齢が正確に言えれば1点を与える。
2	年・月・日・曜日それぞれの正答に対して各1点を与える。
3	被検者が自発的に答えられれば2点を与える。現在いる場所がどういう場所なのかが答えられればよい。正答が出なかった場合、「ここは病院ですか？家ですか？　それとも施設ですか？」とヒントを与える。正しく選択できれば1点を与える。
4	3つの言葉を言い終わってから復唱してもらい、1つの言葉に対して各1点を与える。もし正解が出ない場合、正答の数を採点した後に正しい答えを教え、覚えてもらう。
5	100から順に7を引かせる問題。「93から7を引くと？」というように、検査者が最初の引き算の答えを繰り返し言ってはならない。各正答に対して1点を与えるが、最初の引き算の答えが誤りであった場合にはそこで中止し、次の問題に進む。
6	数字はゆっくり問題をおいて提示し、言い終わったところで逆から言ってもらう。正解に対して各1点を与えるが、3桁の逆唱に失敗した場合には中止し、次の問題に進む。
7	3つの言葉の中で自発的に答えられたものに対しては各2点を与える。答えられない言葉があった場合には、少し間隔をおいてからヒントを与え、正解が言えれば1点を与える。ヒントは被検者の反応を見ながら1つずつ提示する。
8	あらかじめ用意した相互に無関係な5つの物品を1つずつ名前を言いながら並べて見せ、次にそれらを隠して"今ここに何がありましたか？"と尋ねる。各正答に対してそれぞれ1点を与える。
9	「知っている野菜の名前をできるだけたくさん言ってみてください」と教示する。途中で言葉に詰まり、約10秒程度待っても次の野菜の名前が出てこない場合にはそこで打ち切る。採点は5個までは0点であり、以後6個＝1点、7個＝2点、8個＝3点、9個＝4点、10個＝5点となる。

＊ HDS-Rの最高得点は30点である。HDS-R得点で20点以下を認知症、21点以上を非認知症とした場合に最も高い弁別性を示す。

ただし、本スケールはあくまでも予備テストであり、簡易スクリーニング検査であって、判定に限界がありますので、この検査のみによって認知症の診断を下すことはできませんし、その使用と判定には注意を要します。

　例えば、感冒やうつ状態などの心身不調や、検査に対する被験者の協力度によっては、実際よりも低く評価されることがあります。しかし、長寿社会において、高齢期の認知症は common disease（通常疾患の意）の一つとなり、専門医の領域ではなくなり、広く一般臨床医の領域に移りつつあります。ことに 2000 年 4 月の介護保険施行に伴って、認知症についての適切なアセスメントが期待されていますが、HDS-R を含めた簡易な認知症スケールの有用性は今後も評価されていくと考えられます。

　本スケールの使用にあたって注意する点としては、第一にお願いするというスタンスが大切です。「お年はいくつですか」といった個人情報を問う設問や、簡単な暗算などのプライドを損なう設問もあることに配慮して、やさしく慎重に検査を進めることです。少なくとも初診にあたっていきなり行うのではなく、信頼できる医師－患者関係がつくられる若干の時間のゆとりが与えられてから施行されることが望ましいのです。経過を見るために検査する回数も 1 年に 1 回、多くても 2 回に限ります。

認知症ケアの拠点として
認知症介護研究・研修センター創設

　厚生労働省は介護保険の施行と同じ年の2000年4月に、認知症の人を介護する人材を育成する目的をもって、全国で3ヵ所（宮城県仙台市、東京都杉並区、愛知県大府市）に高齢者痴呆介護研究・研修センター（呼称は当時）を設置しました。その運営は国からの補助金や都道府県からの研修委託費などで賄われています。当時私は聖マリアンナ医科大学の副理事長をしていましたが、初代の同センターの東京センター長として着任しました。そして、このセンターの理念として、次の3項目を掲げました。

・認知症になっても『心』は生きています。
・認知症の人の『その人らしさ』を大切にするケアを目指しています。
・そして、認知症の人が『尊厳』をもって共に暮らしていける社会の創造を目指します。

　上記を一言でまとめれば、本人を中心にした介護（パーソンセンタード ケア）です。

　当時、同センターの研修の中心は、認知症ケアの指導者を養成することでした。受講者は認知症介護について5〜10年以上の経

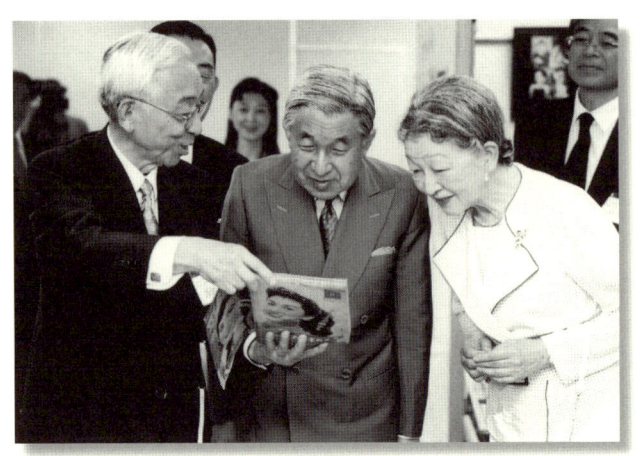

2005年の天皇皇后両陛下の行幸啓
（社会福祉法人浴風会　認知症介護研究・研修東京センターにて）

験をもっていましたので、感性と経験を備えている人たちでした。
　2005年8月1日、同センターの東京センターを運営する社会福祉法人浴風会は創立80周年を迎え、天皇皇后両陛下が行幸啓になりました。当日はほど良い天候に恵まれ、両陛下は午後2時過ぎに東京センターにご到着されました。東京センターの1階にある回想法ルームには、大正から昭和初期に使用されていた生活用品などが並べられていましたので、私がご説明申し上げました。陛下が皇太子時代に訪米され、ハリウッドを見学された記事を紹介している雑誌などもご覧いただきました。さらに、認知症介護指導者たちの研修場面などをご覧になられ、研修中の第13期生である15名に励ましのお言葉を掛けていただき、一同が感激する一幕もありました。その後、同敷地内にある特別養護老人ホーム第三

南陽園をご訪問され、利用者によるクラブ活動（書道、さをり織り、音楽など）を熱心にご覧になられました。その際も一人ひとりに声を掛けられる両陛下のお姿に、私たちは感激しました。ご休憩の折に幹部とのご懇談の時間をいただき、認知症についての両陛下のご関心の高さを伺うことができ、ありがたく思いました。

新しい風を吹き込むために   6

　私は2000年4月の介護保険の施行と同時に、社会福祉法人浴風会認知症介護研究・研修東京センターにセンター長として赴任し、認知症介護指導者の育成にあたり、現在に至っています。

　東京センターの研修を終えた指導者が2008年3月に「Being（存在する）」というネットワークをつくりました。"Being"は、"ing"つまり進行形です。認知症であっても生き生きとした心をもって生きていく存在として大切に、謙虚な気持ちで認知症の人たちを支えていくことがケア職、そして人間として果たさなければならないことだということを表した名称です。「Being」によっ

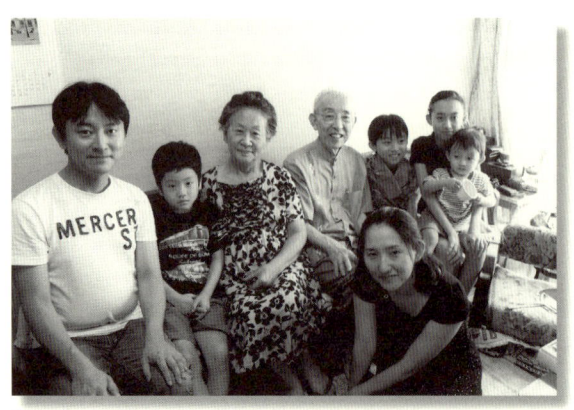

2011年、家族と共に（左から4番目が筆者）

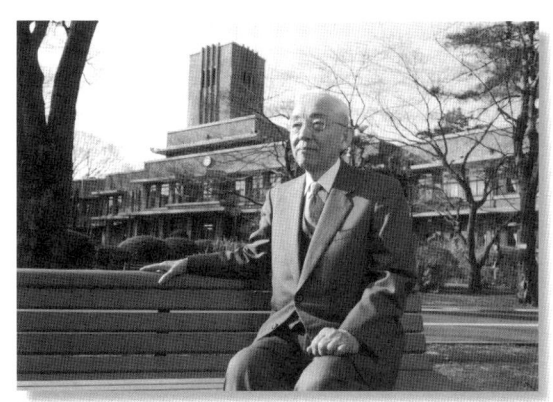

社会福祉法人浴風会　認知症介護研究・研修東京センターにて

て地域の指導者たちはお互いに情報を交換し合い、支え合い、励まし合って認知症の人を支えていくことを目指していくでしょう。幸いにして指導者の中から優れた資質をもった人がたくさん輩出され、それぞれの地域で、今まさに大活躍しています。仙台センターや大府センターの指導者ネットワークとも連携して、日本の認知症ケアに携わる人材の育成に力を尽くしていただきたいと念願しています。

　今後、社会情勢は財政の面で厳しい状況となり、あらゆる制度も変わっていくと思いますが、私たちの同センターは時代の変革に合わせて柔軟に対応していくことでしょう。また、ここで育成された人材はパーソンセンタードケアの理念のもと、全国の地域で新しい種をまくことに努力するでしょう。そして、新約聖書のたとえにあるように、「小さいからし種ではあるが、成長するとどの野菜よりも大きくなり、空の鳥が来て巣をつくるほどの木にな

る」ことを信じています。

　医療や介護の専門職の人たちには、この活動の中核になっていただくことが期待されています。

　最近の10年ほどのことになりますが、銀座教会の会員にさせていただき、神様との絆を結ぶ恵みを与えられています。このことにより、心に悲しみや悩みをもって来診される患者や家族を支えていくうえで計り知れない支えを、私自身がいただいていると思います。そして、与えられた仕事は神様からのミッションであったと実感するとともに、「愛は凡てを全うする絆である」（コロサイの信徒への手紙2．3章14節）ことを体験しています。

【参考文献】（番号は本文中に特に記したもの）

1）長谷川和夫、井上勝也、守屋國光「老人の痴呆審査スケールの一検討」『精神医学』16、医学書院、1974年

2）Folstein MF, Folstein SE, McHugh PR「Mini Mental State ; A practical method for grading the cognitive state of patients for the clinician」Psychiatr Res, 12, 1975.

新福尚武『新精神医学』医学出版社、1959年

有吉佐和子『恍惚の人』新潮社、1972年

chronicle

―あとがきに代えて

平成21年度日本認知症ケア学会・読売認知症ケア賞を受賞

　11月1日、日本認知症ケア学会では、2009（平成21）年度の日本認知症ケア学会・読売認知症ケア賞授賞式が執り行われました。

　2009年度の受賞者は功労賞、奨励賞、特別賞合わせて3名と1団体で、さまざまな立場の人が表彰を受けましたが、日本認知症ケア学会理事長で大会長の本間 昭氏は、「今回初めて市民グループが奨励賞を受賞し、認知症ケアに広がりを感じる受賞で印象深い」と述べています。

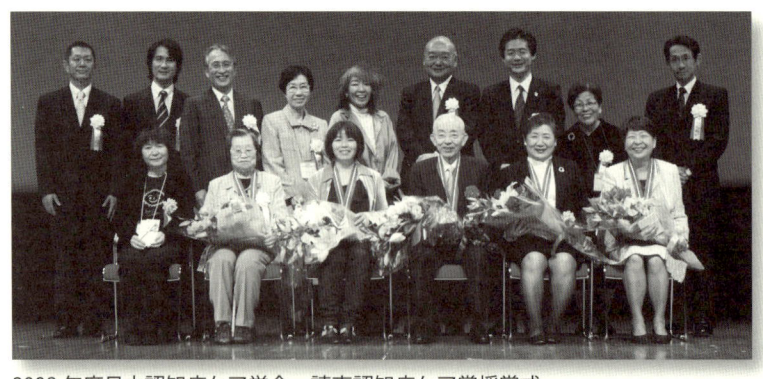

2009年度日本認知症ケア学会・読売認知症ケア賞授賞式
前列は受賞者の皆さん（右から3人目が筆者）、
後列は審査委員の各氏（右から4人目が本間 昭氏）

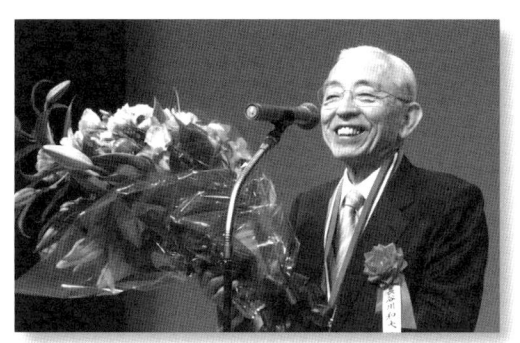

功労賞を受賞し、花束を受け取って挨拶する筆者

　功労賞には、認知症が病気であることを社会に浸透させ、認知症の人を理解し尊敬し、その人らしさを維持することの大切さを説き続けた、認知症介護研究・研修東京センター名誉センター長の長谷川和夫氏が選ばれました。
　また、奨励賞には、26年間にわたって地域で認知症の人の支え合い活動を行ってきた川崎市の市民グループ「川崎市認知症ネットワーク」と、グループホームでの緩和ケアを積極的に行い、最後までその人らしく生きる支援をしてきたグループホーム福寿荘総合施設長の武田純子氏に贈られました。
　さらに、特別賞が、介護の世界を漫画『ヘルプマン』を通して紹介し、介護の本質を考えるきっかけをつくった漫画家くさか里樹氏に贈られました。

「Dementia Support」2010年　Spring　掲載

年譜　認知症医療・ケアと私の歩み

　私が精神科医として認知症の医療とケアに関わった経緯とそれぞれの時代における認知症対応の状況を対比してみました。また、医療とケアが全くなかった時期から、今日の状況に至るまでの経緯を比較してみました。

年月日	my life	dementia の状況
1929 年	春日井市で出生	
1947 年	東京慈恵会医科大学入学	
1949 年	4 月キリスト教に入信　受洗	
1953 年	東京慈恵会医科大学卒、精神科医の道を選択 高良和久教授に師事 森田療法および脳波学専攻	
1956 〜 58 年	キリスト教団体 IBC 留学生。アメリカ留学。 1 年 6 ヵ月　聖エリザベス病院レジデント（研修医） 6 ヵ月　ジョンズ・ホプキンス大学病院 脳外科・臨床脳波の研修	
1958 〜 60 年	東京慈恵会医科大学精神科に	
1960 〜 62 年	アメリカ　カリフォルニア州大学サンフランシスコ付属病院神経内科客員講師	1960 年代 " ケアなきケア " の時代
1962 年　秋	東京慈恵会医科大学精神神経科講師 脳波専攻、てんかんの診療	
1963 年		老人福祉法 制定

1966 年	新福尚武教授が赴任 老年精神医学の領域に入る	
1969 年	5 月　後光会　社会精神医学研究所兼総武病院診療部に勤務	
1972 年	9 月　東京都老人総合研究所心理精神医学部長	有吉佐和子『恍惚の人』を発表
1973 年	4 月　聖マリアンナ医科大学精神神経科 教授 神経精神科講座開設	1 月～　老人医療費支給制度開始
1974 年	長谷川式簡易知能評価スケール発表 協同研究 井上勝也氏、守屋國光氏	
1979 年		老人デイサービス事業の制度化
1980 年		呆け老人を抱える家族の会発足
1985 年頃	中国北京大学 認知症研修の temporary officer　新福尚隆先生	
1989 年	4 月 2 日～29 日　故 Robert Butler 教授の招聘 Hatch Lecturer として Mt Sinai 病院老年病科に滞在、 研究および関連研究施設で語義討論をする	
1989 年	9 月 5 日～8 日　第 4 回国際老年精神医学会 新宿の Hyatt Regency Hotel にて	ドネペジル塩酸塩の臨床　第 1 相　試験開始 「老年性痴呆疾患センター」創設

1991年	改訂 長谷川式簡易知能評価スケール（HDS-R）発表 協同研究 加藤伸司氏	1990年代の前半 アミロイド、NFTの分子生物学的研究 危険因子アポリポ蛋白Eの発見
1993年	聖マリアンナ医科大学 学長	
1996年	川崎市教育委員会 委員	1990年代の後半 アミロイドカスケード仮説の台頭、治療戦略の展開へ
1999年	聖マリアンナ医科大学 副理事長	血管性危険因子の認知症発症への関与 軽度認知障害の提唱(Peterson) ワクチン療法の動物実験報告 ドネペジル塩酸塩の保険適応
2000年	4月 社会福祉法人浴風会 高齢者痴呆介護研究・研修東京センター センター長	4月介護保険制度および成年後見制度施行 高齢者痴呆介護研究・研修センター（現 認知症介護研究・研修センター）創設 日本痴呆ケア学会（現 認知症ケア学会）誕生
2001年		アミロイドイメージングの開発（発症例診断へ）
2002年	聖マリアンナ医科大学 理事長	ユニットケアを取り入れた新型特養老人ホームが登場
2004年	10月15日〜17日 国際アルツハイマー病協会 第20回国際会議京都 組織委員長	12月24日 痴呆から認知症へと呼称変更

2005年	11月3日　叙勲　瑞宝中綬賞　皇居にて	4月　認知症を知り地域をつくる10ヵ年キャンペーン開始　市民サポーターに「オレンジリング」
2006年		4月　地域包括支援センター創設
2009年	6月1日　認知症介護研究・研修東京センター　特別嘱託 6月1日　認知症介護研究・研修東京センター　名誉センター長の称号 9月21日〜24日　認知症賢人会議 ILC 国際長寿センター U.S.A. Robert Butler 教授　主催 11月1日　日本認知症ケア学会・読売認知症ケア賞功労賞受賞	
2012年	7月1日　認知症介護研究・研修東京センター　上席研究員	
2013年	12月1日　社会福祉法人日本医療伝道会　顧問	4月　認知症施策推進5か年計画「オレンジプラン」開始

著者紹介

長谷川和夫 はせがわ かずお

社会福祉法人浴風会　認知症介護研究・研修東京センター名誉センター長
聖マリアンナ医科大学特別顧問・名誉教授

1953年東京慈恵会医科大学卒業、69年同精神神経科助教授、72年東京都老人総合研究所心理精神医学部長、73年聖マリアンナ医科大学精神神経科教授、93年同学長、99年同副理事長、2000年高齢者痴呆介護研究・研修センター（現、認知症介護研究・研修東京センター）センター長、02年聖マリアンナ医科大学理事長、05年認知症介護研究・研修東京センター長、09年同名誉センター長。現在に至る。

著書『老年期痴呆診断マニュアル』（共編著　南江堂）、『痴呆―予防と介護』（監修　PHP研究所）、『認知症を正しく理解するために』（マイライフ社）、『認知症の知りたいことガイドブック』（中央法規）、『認知症診療のこれまでとこれから』、『認知症診療の進め方』（永井書店）、『認知症ケアの作法』、『知っておきたい認知症ケア最前線』（ぱーそん書房）他多数。

1997年神奈川県文化賞受賞、2004年文部科学省平成16年度地方教育行政功労者表彰。叙勲2005年瑞宝中綬章。

認知症ケアの新しい風　支え合う温もりの絆を創る

平成 26 年 8 月 8 日　　第 1 版　発行

著　者　長谷川 和夫
発行者　松嶋 薫
発　行　株式会社メディア・ケアプラス
　　　　〒140-0011　東京都品川区東大井 3-1-3-306
　　　　電話：03-6404-6087
　　　　URL：http://media-cp.urdr.bindsite.jp/

発　売　株式会社ぱーそん書房
　　　　〒101-0062　東京都千代田区神田駿河台 2-4-4（5F）
　　　　電話：03-5283-7009
　　　　URL：http://www.person-shobo.co.jp

印刷・製本　株式会社美巧社

ⓒ 2014　Hasegawa Kazuo
Printed in Japan

落丁・乱丁はお取替えいたします。

ISBN 978-4-907095-16-1

・本書の複製権・翻訳権・上映権・譲渡権・公衆送信権（送信可能化権を含む）は株式会社ぱーそん書房が保有します．
・JCOPY ＜(社)出版者著作権管理機構　委託出版物＞
　本書の無断複写は著作権法上での例外を除き禁じられています．複写される場合には，その都度事前に(社)出版者著作権管理機構（電話 03-3513-6969，FAX 03-3513-6979，e-mail：info@jcopy.or.jp）の許諾を得て下さい．